DR. ANDREA FLEMMER

Magen- und Darmbeschwerden natürlich behandeln

Einfache Therapien, die wirklich helfen

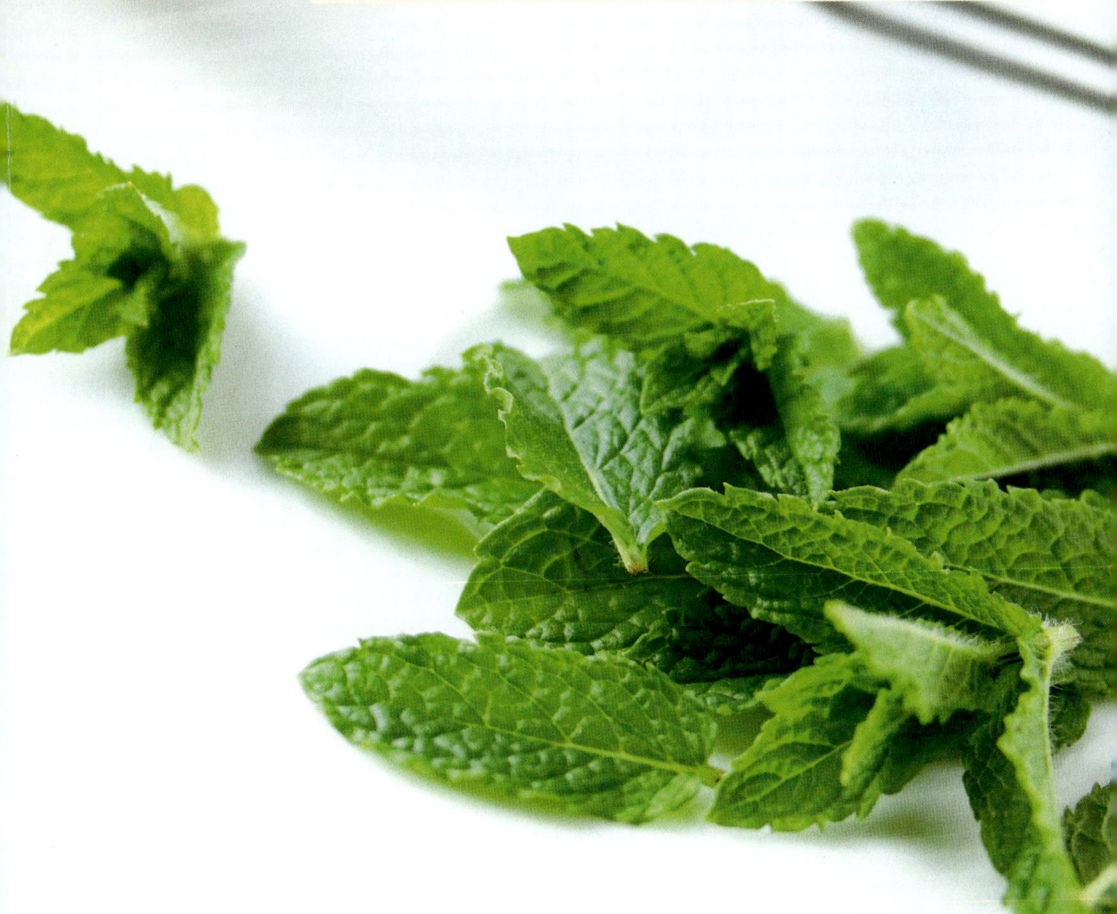

schlütersche

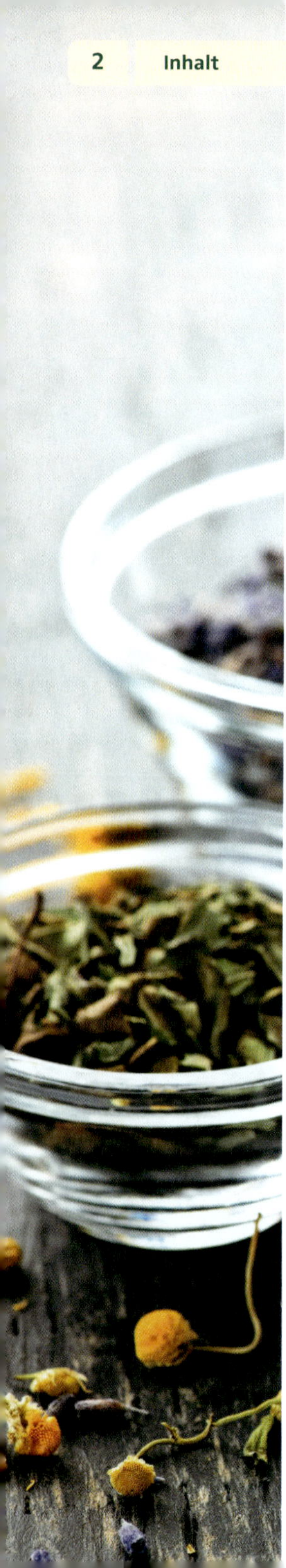

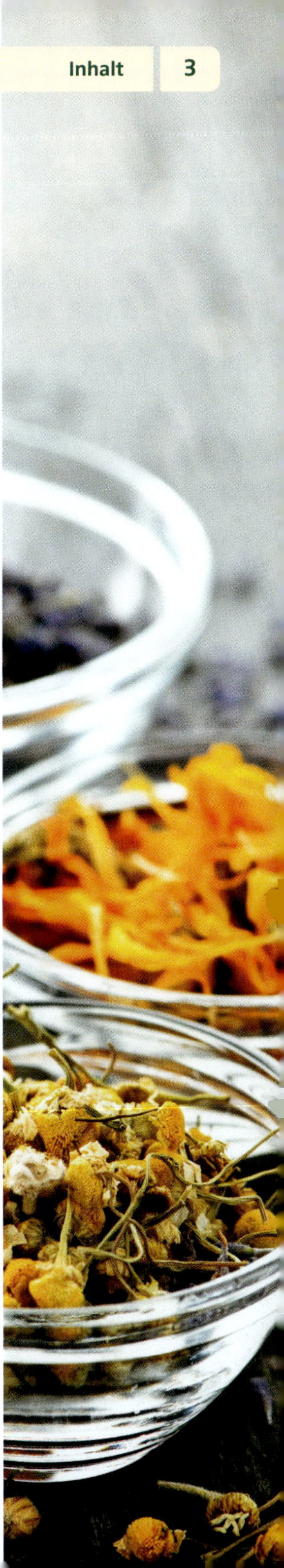

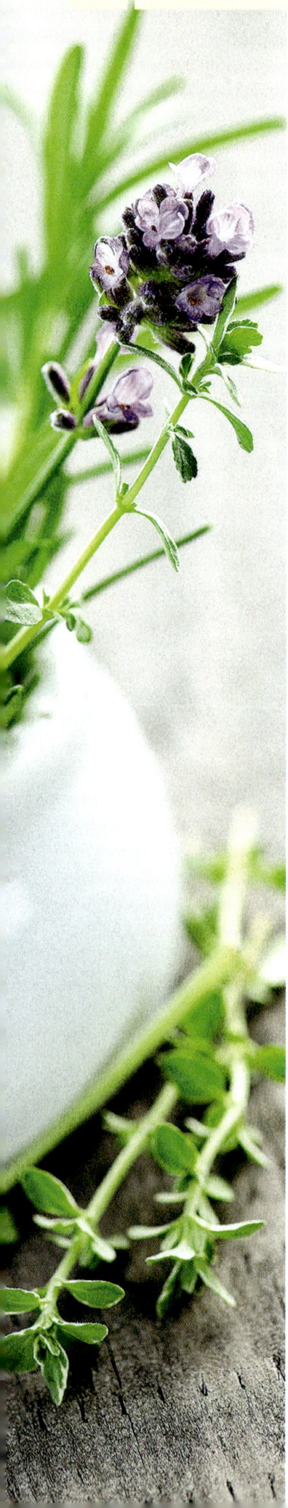

VORWORT

Liebe Leserin, lieber Leser,

viele Menschen haben Probleme mit ihrer Verdauung. Verstopfung, Durchfall, Völlegefühl, Sodbrennen, Übelkeit, ein Reizmagen oder Bauchschmerzen sind häufige Symptome, die darauf hindeuten, dass in unserem Magen-Darm-System etwas schief läuft. Häufig verschwinden die Probleme von selbst. Problematisch wird es, wenn oben genannte Symptome zum Dauerzustand werden. Ärzte verschreiben dann oft chemische Präparate. Diese haben zum Teil heftige Nebenwirkungen zur Folge, können abhängig machen oder wirken nur eine begrenzte Zeit. An die Wurzel der Beschwerden geht man oft nicht heran. Das möchte ich mit diesem Buch ändern.

„Magen- und Darmbeschwerden natürlich behandeln" zeigt, wie unsere Verdauung funktioniert und erklärt die Ursachen von Beschwerden. Oft sind diese Probleme selbst gemacht bzw. können von den Betroffenen leicht – auf natürliche Weise – behandelt werden.

Dabei bilden wissenschaftliche Erkenntnisse, die es durchaus auch für natürliche Heilmethoden gibt, die Basis. Bei Heilpflanzen sind dies beispielsweise die Monographien der Kommission E zur Aufbereitung wissenschaftlichen Erkenntnismaterials nach

„Gegen viele Verdauungsbeschwerden helfen Naturheilmittel am besten. Wissenschaftliche Erkenntnisse gibt es selbstverständlich auch bei natürlichen Heilmethoden!"

§ 25 (7) Arzneimittelgesetz 76 bzw. der Standardzulassung gemäß § 36. Bei vielen Heilkräutern genügt es nicht, Produkte zu wählen, die nur dem Lebensmittelrecht unterliegen und die Sie in jedem Supermarkt kaufen können. Vielmehr müssen bei Arzneipflanzen die Grundsätze des Deutschen Arzneimittelbuches gelten. Diese werden in der Regel von Apotheken und Reformhäusern angewendet – fragen Sie gegebenenfalls nach.

„Nicht alle Heilkräuter sind harmlos – dieses Buch gibt Ihnen Sicherheit."

Die Eigentherapie hat aber auch ihre Grenzen. Sollten Ihre Beschwerden nicht nachlassen oder Herzprobleme und Ähnliches auftreten, ist ein Arztbesuch unbedingt anzuraten. Hinweise dazu finden Sie zuverlässig bei den entsprechenden Kapiteln.

Zwei Drittel der Deutschen gehen nicht mehr gleich zum Arzt, wenn es im Bauch zwickt. Die Hälfte versucht Magenprobleme mit sanften Methoden zu lindern. Damit will man nicht nur lange Wartezeiten in der Arztpraxis und die Praxisgebühr umgehen, vielmehr steht der Wunsch, ohne Nebenwirkungen gesund zu werden, im Vordergrund.

Im vorliegenden Buch wurden nur ungefährliche Behandlungsmethoden ausgewählt, sodass Sie sich mit den Heilkräutern keinen Gesundheitsgefahren aussetzen. Sie werden sich an einigen Stellen wundern, dass manche Heilpflanzen nicht erscheinen. Da es reichlich Ersatzprodukte gibt, wurden diejenigen weggelassen, die Nebenwirkungen hervorrufen könnten.

Ein Vorteil von Arzneipflanzen sind ihre Wirkstoffkomplexe. Ihre Heilwirkung ist nicht nur auf eine Substanz zurückzuführen: nicht selten sind es gleich mehrere Inhaltsstoffe, die die erwünschte Wirkung erzielen, denn manche Wirkstoffe ergänzen sich gegenseitig. Nicht gegen alle, aber gegen die meisten Beschwerden ist ein Kraut gewachsen.

Werden und bleiben Sie gesund!

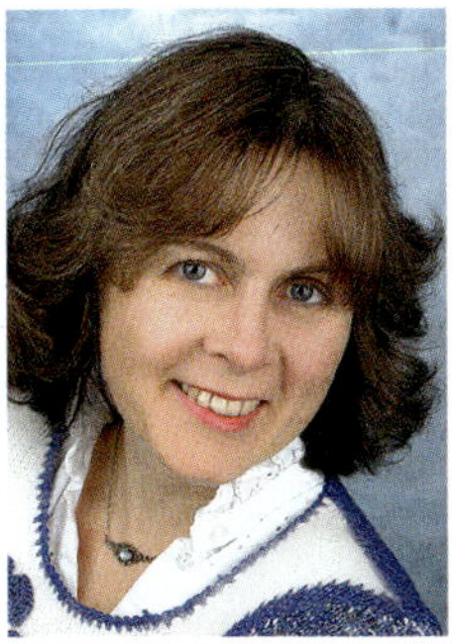

Ihre
Dr. Andrea Flemmer

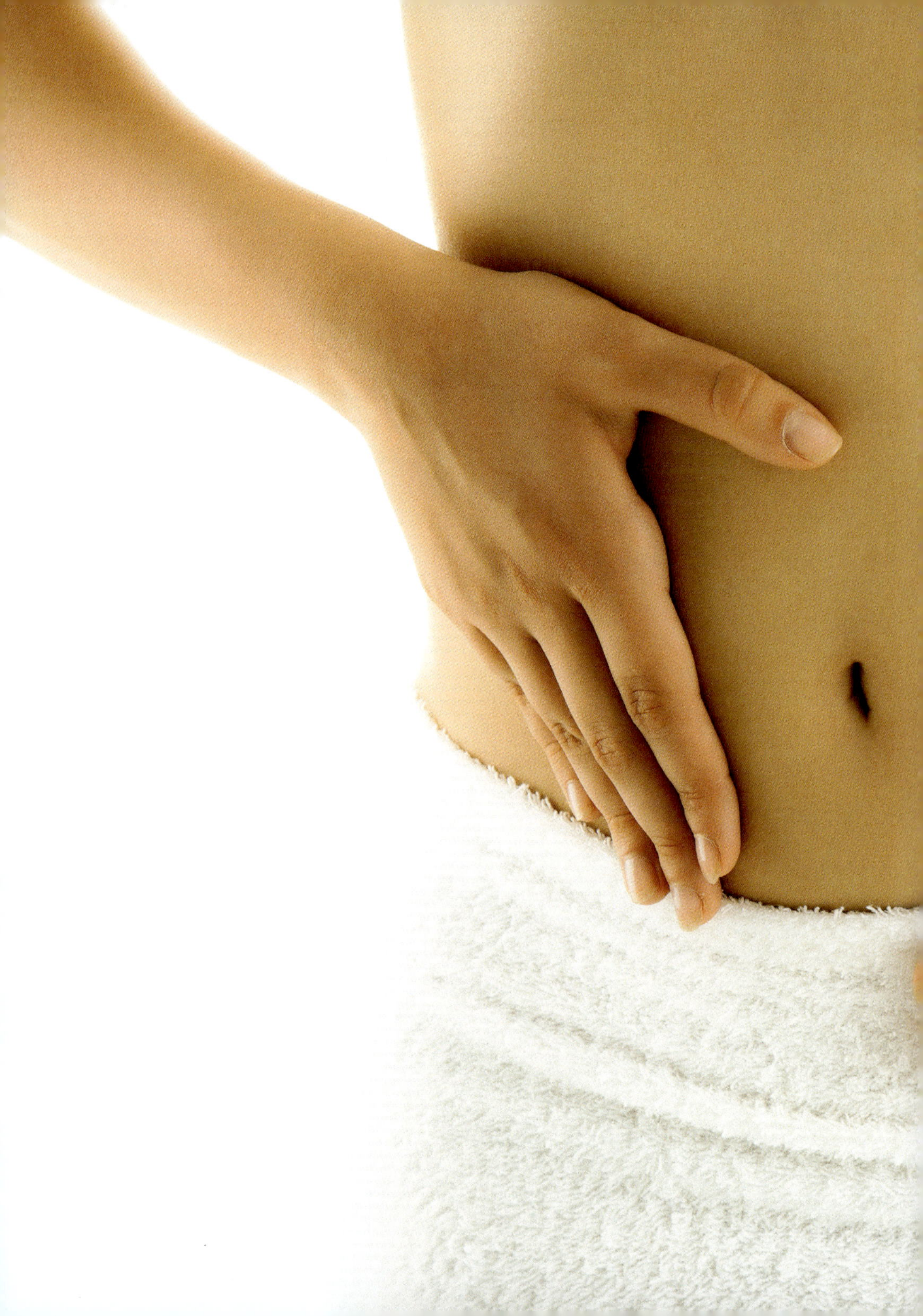

SO FUNKTIONIERT UNSERE VERDAUUNG

Die Verdauung beginnt bereits im Mund. Sobald Sie in einen Apfel beißen, eine Suppe löffeln oder ein Stück Schokolade kauen, wird diese Nahrung zerkleinert, aufgespalten und mit Speichel versetzt, um dann als Nahrungsbrei durch die Speiseröhre in den Magen zu gleiten, wo er weiter verdaut wird. Dieser Vorgang ist reichlich kompliziert, sodass sich zahlreiche Fehler bzw. Beschwerden einschleichen können.

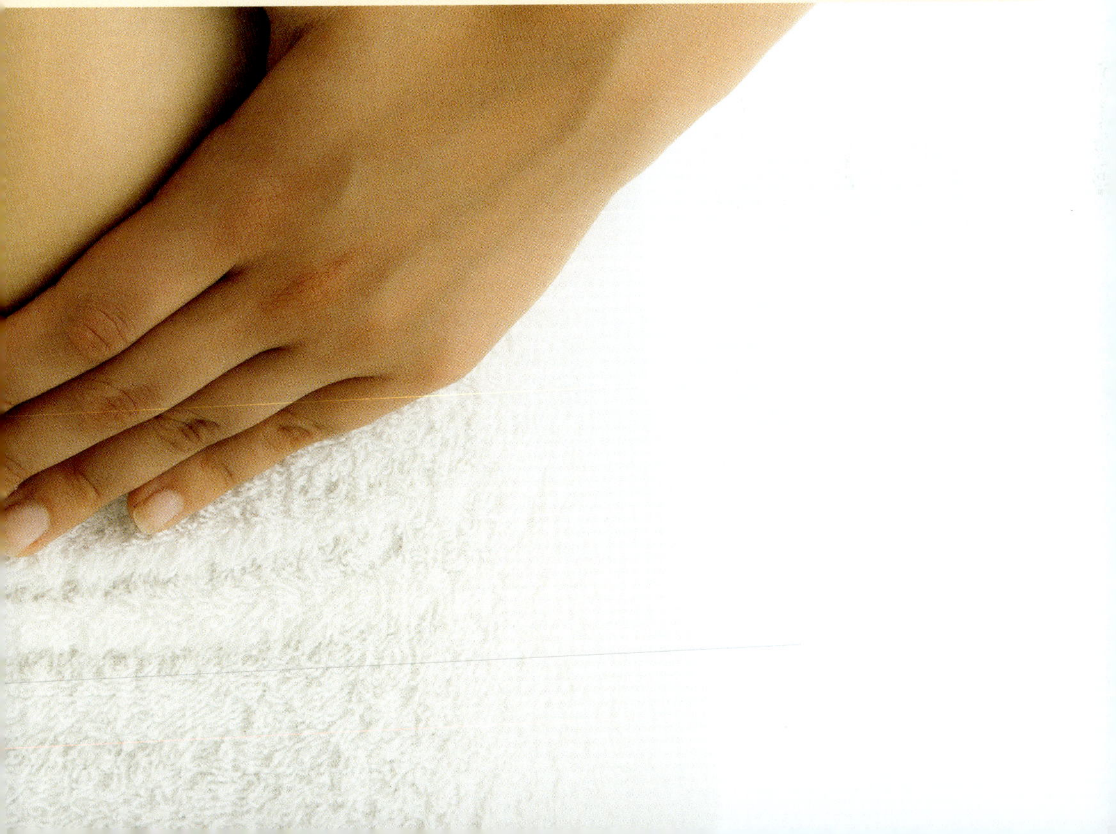

Die Vorgänge bei der Verdauung

Verdauung – dieser Begriff steht für sämtliche Vorgänge im Körper, die die Nahrungsverwertung betreffen. Dazu zählt das Zerkleinern der Nahrung im Mund ebenso wie ihre weitere Aufspaltung in kleinste Nährstoffe, die vom Körper aufgenommen werden können. Die nicht verwertbaren Stoffe werden schließlich ausgeschieden.

Zum Verdauungstrakt gehören Mund und Rachen sowie die sich daran anschließende Speiseröhre, die in den Magen überführt. Darauf folgt der Magen-Darm-Trakt (Gastrointestinaltrakt), der den Magen, den Zwölffinger-, Dünn-, Dick- und Mastdarm umfasst. Auch die Drüsen, die die Verdauungssäfte absondern, gehören dazu.

!

Die Verdauung beginnt im Mund und endet mit der Ausscheidung der unverwertbaren Nahrungsbestandteile über den Mastdarm.
Bei der Verdauung wird die Nahrung in verwertbare Bausteine umgewandelt.

Verdauung beginnt im Mund. Dort wird die Nahrung mithilfe der Zähne zerkleinert. Dabei wird sie mit Speichel durchmischt. Diese „Spucke" macht die Nahrung gleitfähig, sie enthält bereits Verdauungsenzyme, z. B. die sogenannte Speichelamylase, die mit der Zerlegung der Kohlenhydrate zu kleineren Bruchstücken beginnt. Zu den Spaltprodukten gehört z. B. Malzzucker, der süß schmeckt. Deshalb schmeckt Brot süßlich, wenn es längere Zeit gekaut wird.

Anschließend wird der Nahrungsbrei durch die Speiseröhre in den Magen transportiert. Dort sorgen die Muskelkontraktionen des Organs für die weitere Zerkleinerung und die Durchmischung mit dem Magensaft. Letzterer enthält wiederum Enzyme und Salzsäure.

In kleinen Portionen leitet der Magenpförtner den entstandenen Speisebrei an den bis zu 8 Meter langen Darm weiter, der mit dem obersten Abschnitt des Dünndarms, dem sogenannten Zwölffingerdarm, beginnt. Dort wird die Säure mithilfe von sogenannten alkalischen (das Gegenteil von sauer) Flüssigkeiten neutralisiert, das heißt, der Speisebrei ist nicht mehr sauer.

Übersicht über die Verdauungsorgane

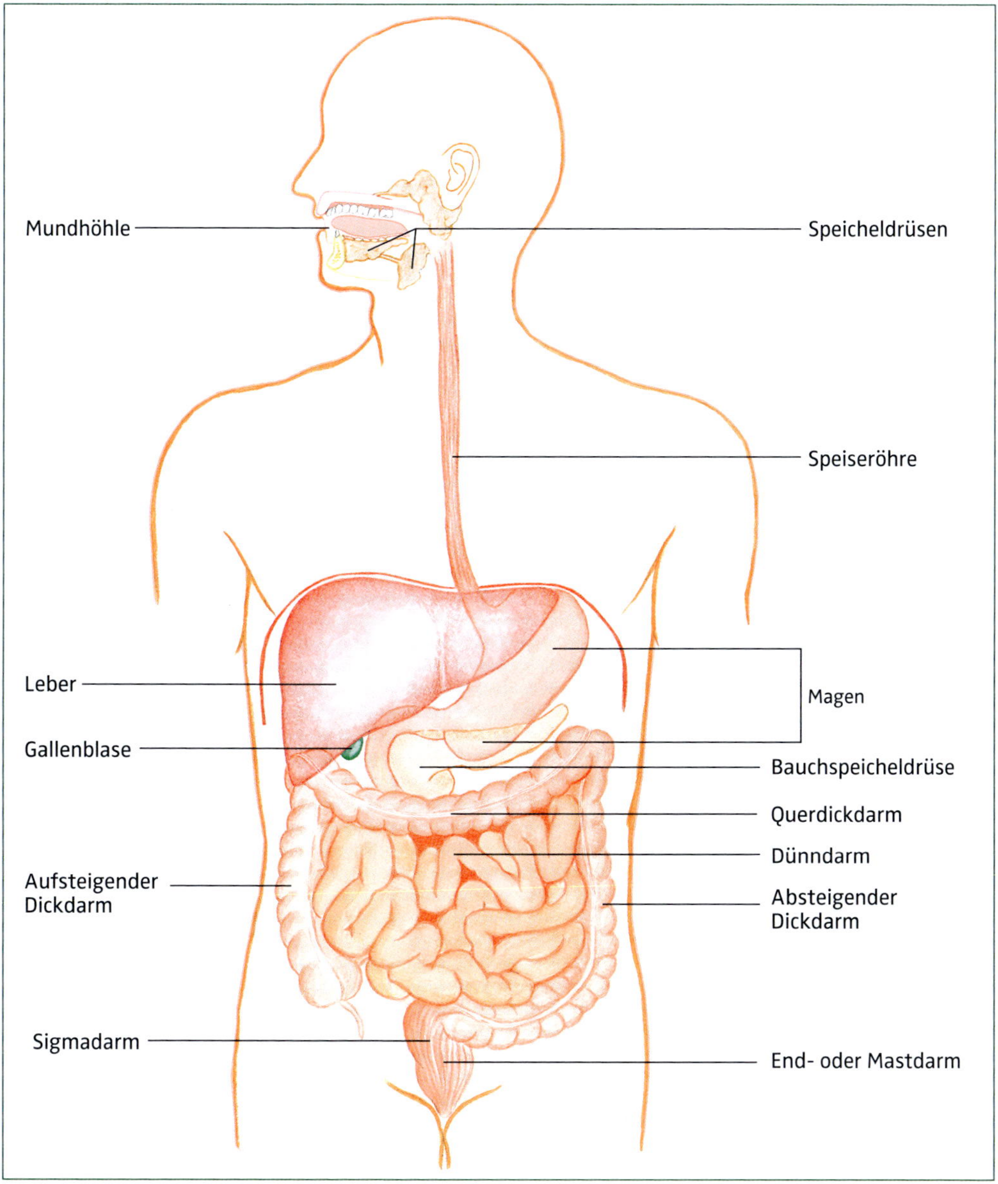

Bauchspeicheldrüsenenzyme und Galle kommen hinzu, sodass Eiweiß, Kohlenhydrate und Fette so weit zerkleinert werden, dass sie von der Darmwand aufgenommen werden können. In den oberen Teilen des Dünndarms findet die Fettverdauung statt. In der Leber entsteht Gallenflüssigkeit, die in der Gallenblase gespeichert und von dort in den Zwölffingerdarm abgegeben wird. Sie sorgt dafür, dass sich unterschiedliche Fette miteinander vermischen und dadurch besser aufgespaltet werden können.

Durch die Galle werden größere Fettsäuremoleküle wasserlöslich und können in die Lymphbahn übertreten. Die Darmschleimhaut bildet ebenfalls Verdauungsenzyme, die die Zerkleinerung und folglich Aufnahme der zugeführten Nährstoffe ermöglichen.

Nach dem Zwölffingerdarm schließt sich der Leerdarm an, der vor allem für die Aufnahme der Nährstoffe in das Blut zuständig ist. Es folgt der Krummdarm. Durch sogenannte peristaltische Bewegungen wird der Darminhalt weitertransportiert, die Nährstoffe werden unterwegs aufgenommen und an das Blut abgegeben. Das angereicherte Blut wird über die Pfortader zur Leber geleitet. Dieses Organ baut die nahrhaften Substanzen dann teilweise um, damit sie von allen Körperzellen verwertet werden können. Die so bearbeiteten Nahrungsbestandteile werden wieder über das Blut an die einzelnen Zellen weitergeleitet, damit diese Energie gewinnen oder sonstige Aufgaben erfüllen können.

!

Peristaltik bezeichnet die Muskeltätigkeit von Speiseröhre, Magen und Darm.

Damit der Dünndarm die aufgespaltenen Nährstoffe aufnehmen kann, ist seine Oberfläche sehr stark vergrößert. Das ist durch Schleimhautfalten (Kerckring-Falten) möglich, deren fingerförmige Ausstülpungen in den Darm hineinragen. Auf diesen sogenannten Dünndarmzotten befindet sich wiederum der sogenannte Bürstensaum, der die Resorptionsfläche des Darmes – im Gegensatz zu einem Rohr mit glatter Oberfläche – um den Faktor 600 vergrößert. Das ergibt eine Gesamtoberfläche von ca. 200 Quadratmetern!

Die Nahrungsbestandteile, die der Dünndarm nicht aufnehmen kann, werden weiter zum Dickdarm und schließlich zum Mastdarm (Rektum) transportiert. Im Dickdarm bauen Bakterien durch Gärungs- und Fäulnisprozesse die mitgeführten Ballaststoffe zumindest teilweise ab. Die dadurch entstehenden Nährsubstrate können zum Teil in das Blut abgegeben werden. Außerdem wird dem Darminhalt Wasser entzogen. Damit wird der Wasserhaushalt des Körpers ausgeglichen, der Nahrungsbrei wird eingedickt und die enthaltenen Mineralstoffe mit dem Wasser entzogen. Andere Nahrungsbestandteile können in diesem Darmabschnitt nicht mehr aufgenommen werden, da der Darminhalt inzwischen nahezu nährstofffrei ist und der Dickdarm nicht die Fähigkeit zur Resorption besitzt. Die von Bakterien im Dickdarm gebildeten Vitamine (z. B. Vitamin B_{12}) können kaum verwertet werden. Im Mastdarm, der an den Dickdarm anschließt, werden die unverwertbaren Nahrungsbestandteile gesammelt und über die Afteröffnung als Stuhl ausgeschieden.

!

Unser Darmsystem hat unaufgerollt eine Länge von etwa 7 Metern.

Der Magen

Der Magen ist für die Verdauung sehr wichtig. Genaugenommen ist er ein muskulöser, hakenförmiger Abschnitt des Verdauungstrakts, der zur Speicherung (1 bis 5 Stunden), Durchmischung und Zerkleinerung der aufgenommenen Nahrung dient. Ist der Mageninhalt durch die Enzyme des Magensaftes und Magenbewegungen in kleinere Nährstoffe aufgespalten, wird er portionsweise an den Zwölffingerdarm abgegeben.

Der Magen beginnt mit dem Mageneingang, der sich nur für den Übertritt von Nahrungsbrei öffnet. Der letzte Teil des Magens, der Magenvorhof, ist durch einen starken Ringmuskel, den Magenpförtner, verschlossen. Dieser öffnet sich wiederum nur, um Nahrungsbrei an den Zwölffingerdarm weiterzugeben. Dabei wird nur eine so große Menge an Speisebrei weitergegeben, wie der Dünndarm auf einmal aufnehmen und verarbeiten kann.

!

Das Fassungsvermögen des Magens beträgt zwischen 1,6 und 2,4 Liter.

Die Magenwand ist 2 bis 3 Millimeter dick. Auf ihrer Innenseite liegt die Magenschleimhaut, die die sogenannte Magenstraße bildet. Durch sie wird der Großteil der aufgenommenen Flüssigkeit direkt in Richtung Darm weitergeleitet. Sie wird erst gar nicht mit dem Speisebrei vermischt. Damit wird verhindert, dass dieser zu stark verdünnt wird und die Magensäure und -säfte an Wirkung verlieren. An die Schleimhaut schließt sich eine verschiebbare Bindegewebsschicht an, daran folgt eine dreiteilige Muskelschicht, die den Speisebrei durch verschiedene Bewegungen durchmischt, zerkleinert und durch wellenartige Kontraktionen – Magenperistaltik genannt – zum Pförtner weitertransportiert. Die Nahrung wird dadurch auf eine Größe von weniger als 3 Millimeter zerkleinert.

Die Magenschleimhaut stellt den Magensaft her und produziert das Hormon Gastrin. Letzteres regt die Erzeugung und Ausschüttung des Magensaftes an. Auch der sogenannte Intrinsic-Factor, ein spezielles Protein, das für die Aufnahme von Vitamin B_{12} unbedingt erforderlich ist, wird von der Magenschleimhaut ausgeschüttet. Der Magensaft entsteht in den schlauchförmigen Drüsen der Magenschleimhaut, die man Magendrüsen nennt.

!

Die Verdauung einer ausgewogenen Mahlzeit dauert ungefähr 24 Stunden.

Wie lange sich die Speisen im Magen „aufhalten", hängt von ihrer Zusammensetzung ab. Am schnellsten passiert ihn kohlenhydrathaltige Nahrung. Auf diese Weise bleibt Weißbrot eine Stunde lang im Magen. Eiweißreiche Nahrungsmittel verweilen etwa 3 bis 6 Stunden dort, fettreiche Speisen bis zu 8 Stunden. Je schlechter die Nahrung zerkaut wird, desto länger bleibt sie dort.

Die Verdauungssäfte

Damit Sie die Nährstoffe der Nahrung im Dünndarm überhaupt aufnehmen können, müssen sie in kleinste Teile zerlegt werden. Dies geschieht mithilfe der Verdauungssäfte. Auch der Speichel, die Galle, der Bauchspeichel und weitere Sekrete, die von der Magen- und Darmschleimhaut produziert werden, gehören dazu. Die Verdauungssäfte enthalten alle Enzyme, die für die Aufspaltung von Eiweiß in Aminosäuren, Fette in Glycerin und Fettsäuren sowie Kohlenhydraten in Zucker erforderlich sind. Auch das bakterientötende Enzym Lysozym sowie Vitamine, Mineral- und Abwehrstoffe kommen im Speichel vor.

!

Wir bilden täglich 1 bis 2 Liter Speichel.

Die Speichelbildung wird vom vegetativen Nervensystem gesteuert, das heißt, sie unterliegt nicht unserem Willen. Geruch und Geschmack sowie Gedanken an Lebensmittel lösen den Speichelfluss aus. Der Speichel ist vor allem für die Reinigung der Mundhöhle, der Zähne sowie für den Transport der Nahrung zuständig. Auch um saure Nahrungsmittel (z. B. Ananas und andere Früchte) zu neutralisieren, benötigen wir ihn. Außerdem löst er Geschmacksstoffe aus der Nahrung heraus. Da die Speichelproduktion auch von der Flüssigkeitsaufnahme abhängt, verringert sie sich bei länger anhaltendem Durst.

!

Wir benötigen den Speichel u. a., um Geschmacksstoffe aus der Nahrung zu lösen.

Die Nahrung gelangt anschließend von der Speiseröhre in den Magen. Dort wird der Speisebrei schließlich über längere Zeit gesammelt und ca. 1,5 Liter Magensaft werden produziert. Der Magensaft ist stark sauer mit einem pH-Wert von 1 bis 2 und sorgt dafür, dass die eingeschleppten Krankheitserreger abgetötet werden. Verdauung und die Bakterienbarriere funktionieren meist auch dann, wenn z. B. mit säurehemmenden Medikamenten diese Funktion des Magens deutlich herabgesetzt ist.

Im Normalfall wird durch den stark sauren Magensaft auch das Eiweiß verändert, das heißt denaturiert und damit leichter verdaubar gemacht. Im nächsten Schritt werden die Kohlenhydrate der Nahrung weiter abgebaut. Der Bauchspeichel enthält außerdem Enzyme zur Fettaufspaltung und Enzymvorstufen zur Spaltung von Eiweiß. Schließlich werden die Zweifachzucker in die Einfachzucker Glukose, Galaktose und Fruktose aufgespalten und die kleineren Eiweiße zu den kleinsten Bausteinen, den Aminosäuren zerlegt. Ein Mangel an Enzymen, die die kleinen Koh-

!

Laktoseintoleranz: Mangel an bestimmten Enzymen.

lenhydrate spalten, hat Unverträglichkeitsreaktionen zur Folge, z. B. die Laktoseintoleranz.

Die Aufnahme von Glukose und Galaktose durch die Darmschleimhaut benötigt Energie, dagegen kann Fruktose die Darmschleimhaut ganz einfach passieren und so in das Blut gelangen. Mit dem Blut werden die Einfachzucker über die Pfortader zur Leber transportiert, die überwiegend Glukose an den Blutkreislauf abgibt.

Die Aufnahme der Zucker in Form der Einfachzucker erhöht vorübergehend den Blutzuckerspiegel. Besonders schnell werden Glukose und Galaktose über den Dünndarm aufgenommen, weniger schnell die Fruktose. Entsprechend steigt der Blutzuckerspiegel nach glukose- und galaktosereichen Mahlzeiten schnell an, nach der Aufnahme von Fruktose hingegen langsamer. Bei Gesunden erreicht der Blutzuckerspiegel nach 30 Minuten seinen höchsten Wert und sinkt dann nach 1,5 bis 2 Stunden wieder auf seinen ursprünglichen Wert ab.

!

Galle wird permanent in der Leber produziert.

Die Galle, eine zähe Körperflüssigkeit, wird von der Leber kontinuierlich hergestellt und ist für die Fettverdauung sowie für die Ausscheidung von Stoffwechselabbauprodukten und Giftstoffen nötig. Gallensaft schmeckt äußerst bitter. Wer unter Aufstoßen leidet oder stark erbrechen muss, kennt diesen bitteren Geschmack.

Galle sorgt dafür, dass das wasserunlösliche Fett aus der Nahrung in eine Emulsion überführt wird. Diese wird durch die Darmbewegungen in winzige Tröpfchen zerteilt, sodass die im Bauchspeichel und Darmsaft enthaltenen Enzyme das Fett in kleine Bestandteile spalten können. Die Gallensäuren bleiben mit den zerkleinerten Fettteilchen vermischt und bilden mit ihnen die wasserlöslichen Mizellen, die die Darmschleimhaut durchdringen können. Dabei bleiben die Gallensäuren im Dünndarm zurück und werden in einem der unteren Dünndarmabschnitte zum größten Teil wieder aufgenommen. Diese Säuren

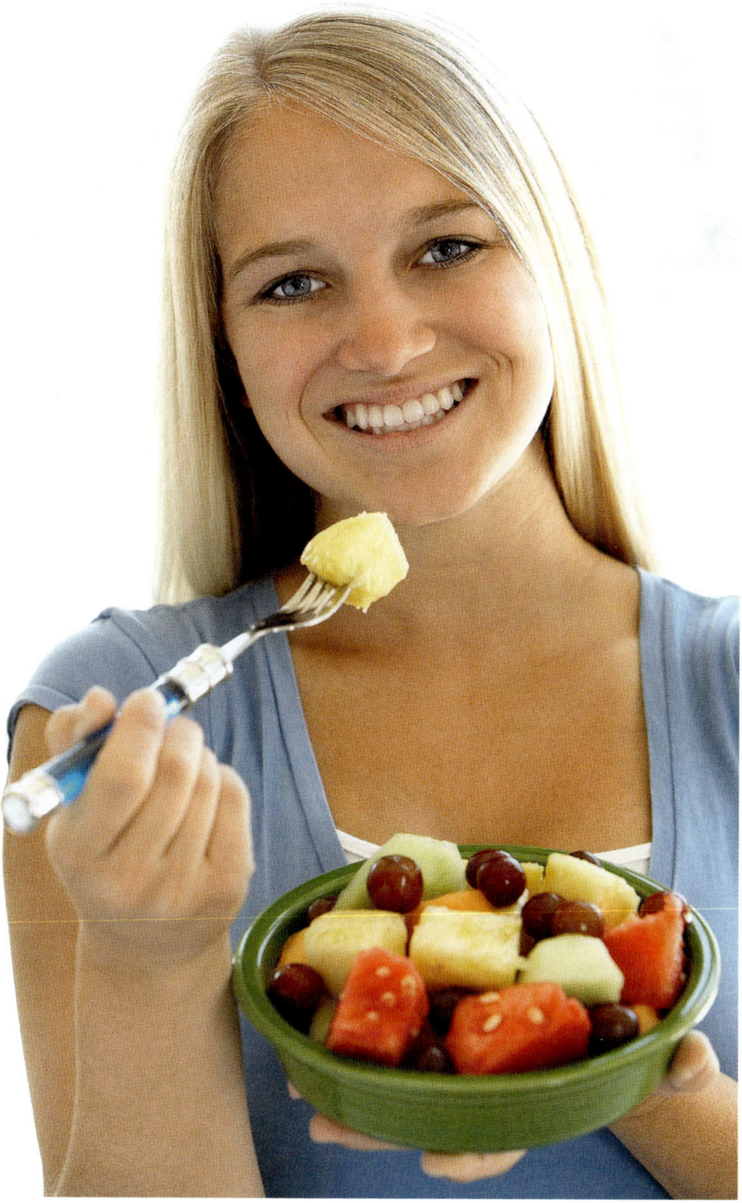

Saure Nahrungsmittel (z. B. Ananas und andere Früchte) werden schon im Mund neutralisiert.

werden auch benötigt, um schlecht wasserlösliche Substanzen, wie medikamentöse Wirkstoffe oder Stoffwechselabbauprodukte, in eine Emulsion zu überführen und diese in den Darm zu transportieren. Auf diese Weise können sie mit dem Stuhl ausgeschieden werden. Zusätzlich ist die Galle erforderlich, um die Verdauungsenzyme des Dünndarms und die des Bauchspeichels zu aktivieren.

Verdauungshormone

Neben den Verdauungssäften gibt es noch die Verdauungshormone. Sie sind an der Aufspaltung der Nährstoffe aus der Nahrung sowie an deren Aufnahme in den Körper beteiligt. So bilden die sogenannten G-Zellen der Magenschleimhaut das Hormon Gastrin. Es steigert die Magenbewegung, fördert die Bildung von Salzsäure im Magen und regt die Ausschüttung von Galle und Bauchspeichel an. Das Hormon sorgt für den Weitertransport des Speisebreis. Es wird freigesetzt, wenn der Pförtnervorraum des Magens gedehnt oder der Eingeweidenerv z. B. durch Geruchs- oder Geschmackswahrnehmung gereizt wird. Gastrin regt die Herstellung von Magensaft an, sobald Nahrung in den Magen gelangt ist.

!

Wenn Sie satt sind, wird die Magensaftausschüttung gehemmt.

Die nach dem Magen folgende Dünndarm- bzw. Zwölffingerdarmschleimhaut stellt die Hormone Sekretin und Cholezystokin-Pankreozymin her. Sekretin sorgt dafür, dass das die Magensäure neutralisierende Bikarbonat hergestellt wird. Außerdem regt es die Bildung von Galle an und hemmt die Magenbewegung. Das Cholezystokin-Pankreozymin wird als Reaktion auf Fett und Magensäure ausgeschüttet. Es stimuliert die Ausschüttung von Bauchspeichel und bewirkt die Kontraktion der Gallenblasenmuskulatur. Dadurch wird die Galle in den Gallengang gepresst und der Schließmuskel an der Mündung des Gallengangs in den Zwölffingerdarm erschlafft, sodass die Galle in den Zwölffingerdarm abgegeben wird.

Sogar während des Schlafs wird die Verdauung fortgesetzt – besonders durch das Hormon Somatotropin, das zu einer schnelleren Aufnahme an Nährstoffen führt.

!

Auch im Schlaf verdauen Sie.

Welche Rolle spielt die Ernährung?

Vollkost

Viele Verdauungsprobleme kann man mit der richtigen Ernährung lindern oder sogar vollständig heilen. Gesunden empfiehlt man normalerweise die sogenannte Vollkost. Anders als die Vollwertkost, geht es bei der Vollkost nur um die ausreichende Versorgung mit essentiellen Nährstoffen: Mit dieser Kostform führt man dem Organismus alle lebenswichtigen Nährstoffe in ausreichender Menge zu. Bei einer Vollkost, die in Krankenhäusern und Rehaeinrichtungen verabreicht wird, werden nach Möglichkeit die ernährungswissenschaftlichen Erkenntnisse zur Vorbeugung ernährungsmitbedingter Erkrankungen beachtet. So versucht man Ernährungsfehler wie zu viel Fett, Zucker oder Kochsalz zu vermeiden.

!

Vollkost ist ein Begriff aus der Ernährungslehre.

Mit der Sonderform einer leichten Vollkost werden Lebensmittel gemieden, auf die viele Menschen mit Blähungen, Völlegefühl und Aufstoßen reagieren. Dazu gehören rohe Zwiebeln, Kohlgemüse, Bohnen, frisches Hefegebäck und rohes Steinobst. Das Essen sollte nur leicht gewürzt sein, statt gebratener oder gerösteter Speisen werden gedünstete oder in Folie gegarte Speisen bevorzugt. Die Kost sollte nicht zu fett- oder zuckerreich sein und weder zu heiß noch zu kalt verzehrt werden. Alkoholische oder kohlensäurehaltige Getränke sowie Kaffee sind ebenfalls nicht ideal. Auch nach Operationen im Magen-Darm-Bereich, bei einer akuten Bauchspeicheldrüsenentzündung und bei Nahrungsmittelunverträglichkeiten setzt man diese Kost ein. Sie ersetzt im Klinikbereich oft die früher organbezogenen Schonkostdiäten, wie

z. B. die Magenschonkost, die nachgewiesenermaßen keinen Effekt hatte.

Vollwerternährung

Empfehlenswerter ist die Vollwerternährung. Sie wurde von den deutschen Ernährungswissenschaftlern Prof. Dr. Claus Leitzmann, Thomas Männle und Dr. Karl von Koerber entwickelt und baut auf dem Konzept der Vollwertkost des deutschen Arztes Prof. Dr. Werner Kollath auf. Sie ist ganzheitlich und bezieht neben ernährungswissenschaftlichen und medizinischen auch soziale und ökologische Aspekte mit ein.

Es handelt sich nicht um „Körnerkost", wie sie fälschlicherweise manchmal genannt wird. Vielmehr ist es eine überwiegend vegetarische Ernährungsweise mit Eiern und Milch, bei der wöchentlich 1- bis maximal 2-mal Fleisch empfohlen wird, aber auch Fisch, Vollkornerzeugnisse, frisches Obst und Gemüse, Kartoffeln und Hülsenfrüchte – alles schonend verarbeitet und nicht zerkocht. Etwa die Hälfte der Nahrungsmenge sollte aus unerhitzter Frischkost bestehen. Empfindliche oder ältere Menschen reduzieren diesen Anteil besser ein wenig. Das Ganze sollte aus frischen Lebensmitteln mit wenig Fett zubereitet werden. Als sehr empfehlenswert gelten außerdem Lebensmittel wie gekeimtes Getreide, frisch gequetschte Getreideflocken, Nüsse und Rohmilch, Vollkornbrot, Vollkornreis und Milchprodukte. Unerwünscht sind verarbeitete Lebensmittel wie H-Milch, Wurst und Konserven, isolierter Zucker, gehärtete Fette und daraus hergestellte Produkte oder Fertiggerichte.

Diese Ernährungsform bietet reichlich Ballaststoffe, Vitamine, Mineralstoffe, sekundäre Pflanzenstoffe und möglichst keine isolierten Zucker. Infolge des niedrigen Fleischverzehrs ist die Fett-, Cholesterin- und Purinzufuhr gering, aber die Deckung des Eisenbedarfs leichter als bei reinen Vegetariern. Durch Bevorzugung von Biokost ist die Pestizid- und Nitratbelastung geringer sowie die Zufuhr an sekundären Pflanzenstoffen erhöht.

!

Die Vollwerternährung ist eine überwiegend vegetarische Ernährungsweise, bei der wöchentlich 1- bis maximal 2-mal Fleisch empfohlen wird.

Ballaststoffe für ein langes Leben

!

Bevorzugen Sie Bioprodukte sowie saisonal und regional erzeugte Lebensmittel.

Ballaststoffe sind für Menschen mit Verdauungsproblemen besonders wichtig. Sie sind Bestandteile pflanzlicher Lebensmittel, die von Verdauungsenzymen des Menschen nicht abgebaut werden und die viel Wasser binden können. Ein Teil davon wird unverändert wieder ausgeschieden. Der Rest wird im Dickdarm von dort lebenden Bakterien, die im Unterschied zum Menschen die dafür erforderlichen Enzyme besitzen, verdaut und zu den berühmt-berüchtigten Gasen und Fettsäuren abgebaut. Letztere können sogar vom Körper wieder aufgenommen werden und liefern dann 2 Kilokalorien pro Gramm Ballaststoff. Mit Ausnahme von Lignin handelt es sich bei den Ballaststoffen um Kohlenhydrate, die teilweise wasserlöslich sind. Unlöslich sind Zellulose, Hemizellulose und Lignin. Zellulose ist die Gerüstsubstanz pflanzlicher Zellen und in Holz, Kleie, Gemüse und Obst enthalten. Industriell setzt man sie aufgrund ihrer wasserbindenden Eigenschaften als Füllstoff ein, ansonsten auch als Gelier- und Verdickungsmittel. Lignin bewirkt die Verholzung von Pflanzenzellen und ist zum Beispiel in Weizenkleie zu finden.

Pektine, resistente Stärke, Pflanzengummi, Schleimstoffe, Betaglucane und Gelstoffe aus Meeresalgen sind lösliche Ballaststoffe. Pektin findet man in den Zellwänden von Obst und Gemüse. Es wird als Geliermittel eingesetzt.

Ursprünglich war man der Meinung, Ballaststoffe seien Ballast und hätten keine Vorteile für den Menschen. Diese Meinung änderte sich, als man feststellte, dass Bevölkerungsgruppen mit einem hohen Anteil an Ballaststoffen in ihrer Nahrung kaum Dickdarmkrebs bekommen. Vergleicht man das Vorkommen der verschiedenen Krebsarten mit den dort üblichen Ernährungsweisen, so zeigt sich, dass Dickdarmkrebs in Europa und Nordamerika häufig und in den Ländern der dritten Welt selten vorkommt.

Eine ballaststoffreiche Ernährung fördert eine geregelte Verdauung, senkt das Darmkrebsrisiko und schützt so vor anderen Krankheiten des Enddarms wie Hämorrhoiden.

Wie viele Ballaststoffe benötigen Sie?

Bislang gibt es keine eindeutige Lehrmeinung darüber, wie viele Ballaststoffe man täglich essen soll, um insbesondere Darmkrebs zu verhindern. Generell nimmt die Bevölkerung in den Industrieländern ca. 20 Gramm Ballaststoffe pro Tag auf, empfohlen werden jedoch 30 Gramm. Dabei sollte ihre Aufnahme nicht in Form von Tabletten oder in isolierter Form wie mit Hafer- oder Weizenkleie, sondern als ballaststoffreiche Lebensmittel erfolgen. Dafür eignen sich Getreide und ihre Produkte, Hülsenfrüchte, Obst und Gemüse, vor allem jedoch Vollkornbrot und andere Vollkornerzeugnisse.

> !
>
> Optimal sind täglich ungefähr 30 Gramm Ballaststoffe.

Durch ballaststoffreiche Nahrung können Sie außerdem eine Zufuhr weiterer bioaktiver Substanzen, die eng mit einer Ballaststoffaufnahme gekoppelt ist, gewährleisten. Es ist sogar wahrscheinlich, dass diese bioaktiven Substanzen eine stärkere Wirkung haben als die Ballaststoffe selbst bzw. dass sie ihre Wirkung verstärken.

Wenn Sie zu wenig Ballaststoffe essen

Wenn Sie zu wenig Ballaststoffe essen, haben gesundheitsschädliche Abbauprodukte, die ausgeschieden werden, eine zu lange Kontaktzeit mit der Darmschleimhaut, die dadurch irritiert wird. Dies kann zur Entwicklung von Krebs führen. Infolgedessen tritt Darmkrebs besonders in den afternahen Darmabschnitten auf, dort, wo die Stuhlbewegung am langsamsten ist. Außerdem wird die Bildung von Fäulnisbakterien gefördert, was wiederum zu Blähungen und übelriechenden Stühlen führt.

> !
>
> Zu wenig Ballaststoffe führen zu Verstopfung.

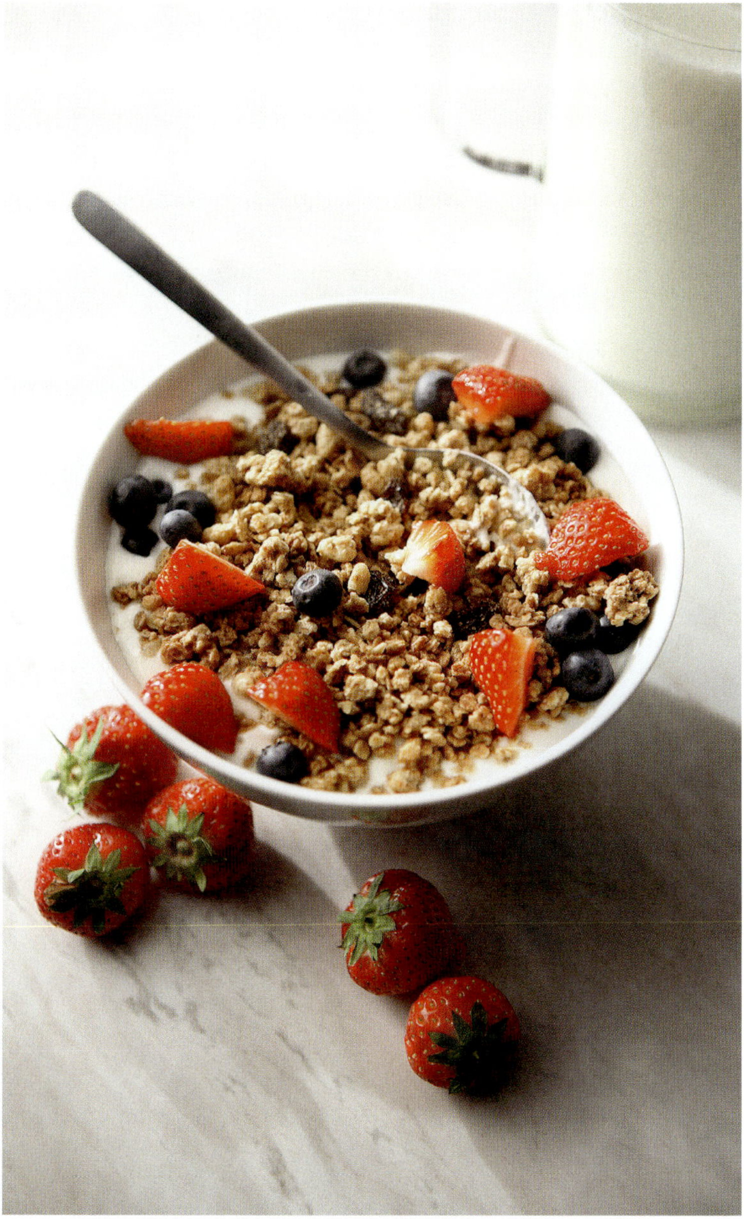

Eine ballaststoffreiche Ernährung fördert eine geregelte Verdauung und senkt das Darmkrebsrisiko.

Ballaststoffreiche Lebensmittel

Um einen hohen Ballaststoffanteil zu erreichen, ist eine vielseitige, vorwiegend pflanzliche Ernährung mit viel Abwechslung gefragt, da die Ballaststoffe in den einzelnen Lebensmitteln unterschiedlich zusammengesetzt sind und die jeweiligen Wirkungen variieren. Durch den Wechsel der Nahrung stellen Sie sicher, dass Sie eine Mischung der unterschiedlichen Bestandteile und Wirkungen zu sich nehmen: ungefähr die Hälfte der Nahrung aus Getreide und seinen Erzeugnissen, den Rest aus Hülsenfrüchten, Gemüse und Obst.

!

Zucker, Fett und Weißmehl enthalten keine oder kaum Ballaststoffe.

Besonders hoch ist der Ballaststoffanteil in den Randschichten von Getreidekörnern. Deshalb finden Sie reichlich Ballaststoffe in Getreideflocken, Vollkornnudeln und Naturreis. Bei Brot sollten Sie auf Mehl mit einem hohen Ausmahlungsgrad achten,

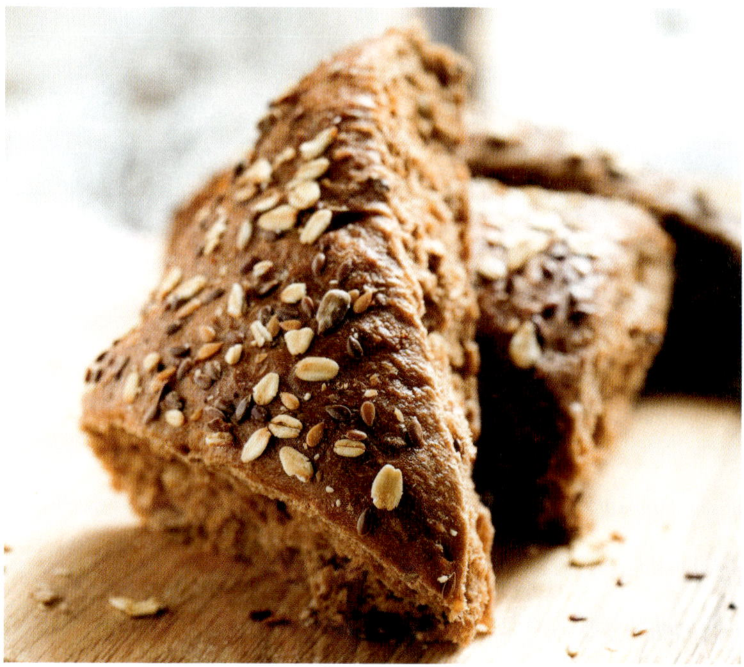

Vollkornbrot hat einen hohen Ballaststoffanteil.

Vollkornerzeugnisse oder Brot aus Schrot liefern die größten Mengen.

Vor allem in Weizenkleie sind viele Ballaststoffe enthalten, die jedoch separat nur zur Stuhlregulierung eingesetzt werden sollten. Achtung: 2 bis 3 Esslöffel Weizenkleie erfordern eine Flüssigkeitsaufnahme von 250 Millilitern zusätzlich!

Weizen als ganzes Korn enthält 10,9 Gramm Ballaststoffe, das daraus hergestellte Mehl (Type 405) nur noch 4 Gramm. 100 Gramm Weizenvollkornbrot enthält 7,5 bis 9 Gramm Ballaststoffe, dieselbe Menge Weißbrot ca. ein Drittel davon. Dabei muss Vollkorn nicht zwangsweise dunkel und mit groben Körnern sein.

In der folgenden Tabelle finden Sie Lebensmittel, die 9 Gramm und mehr Ballaststoffe in 100 Gramm Lebensmittel aufweisen.

Ballaststoffreiche Lebensmittel

100 g LEBENSMITTEL	BALLASTSTOFFE in g
weiße Bohnen (Trockenware)	17
Erbsen (Trockenware)	16,5
Roggenvollkornmehl (Type 1806)	13,5
Knäckebrot (kann angereichert sein)	13–24
Weizenvollkornmehl (Type 1700)	12,9
Weizenflocken	11,5–12
Erdnüsse, Linsen, Mandeln	10
Kichererbsen	9,5
Roggenvollkornbrot	6,5–9
Haferflocken	5,5–9,5
Mehrkornbrot	5,5–9
Trockenobst	5–13

!

Ihr Darm gewöhnt sich an Ballaststoffe.

Weizenvollkornbrot ist z. B. fein und recht hell. Die Farbe spielt beim Ballaststoffgehalt aber nur eine untergeordnete Rolle, zudem mancher Bäcker diese mithilfe von Zusätzen wie Zuckerrübensirup erzeugt. Wichtig ist, dass zum Mahlen das gesamte Korn verwendet und nicht auf den Keimling und ballaststoffreiche Randschichten verzichtet wird.

Wenn Sie von einer bisher ballaststoffarmen auf eine -reiche Ernährung umstellen wollen, dann sollte dies allmählich geschehen, damit sich der Darm und die entsprechenden Mikroorganismen daran gewöhnen können. Mögliche anfängliche Magen-Darm-Beschwerden, wie Blähungen, legen sich in aller Regel bald wieder. Denken Sie daran, reichlich Flüssigkeit zu sich zu nehmen – die braucht man bei einer derartigen Ernährung.

Der Wechsel auf eine ballaststoffreiche Ernährung ist ganz einfach: Tauschen Sie helles Mehl gegen Vollkornmehl aus, essen Sie mehr Getreideprodukte, verzehren Sie reichlich Gemüse, Hülsenfrüchte, Kartoffeln, Keimlinge, Salat und Obst und mischen Sie konventionelle Nudeln mit den Vollkornvarianten.

Ballaststoffe – vielfältig wirksam

!

Weizenvollkornbrot enthält wertvolle Ballaststoffe. Ballaststoffreiche Lebensmittel haben eine geringere Kaloriendichte als ballaststoffarme.

Ballaststoffe quellen bereits im Magen. Dadurch vergrößern sie das Volumen der Nahrungsmittel und sättigen besser. Außerdem tragen sie dazu bei, dass manche Nahrungsbestandteile, wie der Traubenzucker, langsamer aufgenommen werden. Pektin aus Obst erhöht z. B. die Glukosetoleranz, ebenso die sogenannte Hemizellulose aus Hülsenfrüchten, Haferkleie aus Hafer, Roggen und Gerste sowie die Zellulose aus Weizenkleie. Dadurch steigt der Blutzuckerspiegel langsamer an und erreicht niedrigere Höchstwerte. Auch die Magenentleerung wird durch Ballaststoffe verlangsamt – positiver Nebeneffekt davon ist, dass sie dadurch lange satt halten und somit zu einer guten Figur beitragen.

Wissenschaftlich bewiesen ist, dass eine hohe Ballaststoffzufuhr mit einer niedrigen Häufigkeit von Altersdiabetes einhergeht. Dabei wirken diejenigen Ballaststoffe, die natürlicherweise in Lebensmitteln enthalten sind, effektiver als isoliert zugesetzte. Man vermutet sogar, dass der Verzehr ballaststoffreicher Kost über einen längeren Zeitraum zu einer Vermehrung der Insulinrezeptoren führt, sodass das Hormon besser wirken kann. Es scheint, als würde die gesamte Zuckerverdauung verbessert.

!

Wer ballaststoffreich isst, beugt Altersdiabetes vor.

Cholesterin wird durch manche Ballaststoffe reduziert. Triglyzeride und Fettsäuren werden weniger aufgenommen. Ballaststoffe haben die Fähigkeit, Gallensäuren zu binden, was sich ebenso günstig auf den Cholesterinspiegel auswirkt. Isst man ballaststoffreiche Lebensmittel, so wird Fett generell stärker ausgeschieden und weniger aufgenommen. Dies gilt erfreulicherweise nicht für die Vitamine, die mit ballaststoffreichen Lebensmitteln aufgenommen werden. Dagegen ist man sich bei Mineralstoffen noch nicht ganz sicher.

Eine ballaststoffreiche Ernährung (mehr als 10 Gramm Ballaststoffe pro Mahlzeit) wird bei Verstopfung, Divertikulose (Ausstülpungen der Dickdarmwand) und hohem Cholesterinspiegel empfohlen. Dann werden sogar Ballaststoffmengen von 50 bis 60 Gramm pro Tag angeraten. In diesen Fällen ist der Verzehr von Vollkornerzeugnissen, Getreideflocken und -breien, Frischobst, Gemüse, Salat, Nüssen und von eingeweichtem Trockenobst erforderlich. Ebenso ist eine Anreicherung mit Kleien (z. B. Weizen- und Haferkleie) hilfreich.

Ballaststoffe haben folgende schützende Wirkungen:

- Durch eine ballaststoffreiche Kost wird die Passagezeit durch den Dickdarm verkürzt, wodurch potenzielle krebserregende Stoffe kürzer mit der Darmschleimhaut in Kontakt sind.
- Ballaststoffe vergrößern das Stuhlvolumen durch Bindung von Wasser, wodurch krebserregende Stoffe verdünnt werden. Außerdem können sie diese binden, sodass solche schädlichen Stoffe weniger mit der Darmschleimhaut in Berührung kommen.

- Wenn den Darmbakterien reichlich Ballaststoffe zur Verdauung zur Verfügung stehen, ändert sich die Zusammensetzung der Darmflora, die dann insgesamt weniger krebserregende Stoffe produziert.
- Beim bakteriellen Abbau von Kohlenhydraten entstehen im Dickdarm kurzkettige Fettsäuren, die der Krebsentstehung entgegenwirken und das Wachstum von Krebszellen hemmen.

Ballaststoffarme Ernährung – nur in Ausnahmefällen!

Da Ballaststoffe in der Regel viele Vorteile haben, wird eine ballaststoffarme Ernährung (weniger als 10 Gramm Ballaststoffe pro Tag) äußerst selten empfohlen. Angezeigt ist sie zum Beispiel nach akuten Schüben der Krankheiten Morbus Crohn oder Colitis ulcerosa. Auch bei Verengungen im Darmtrakt, wie sie etwa durch Tumore auftreten können, sollten sie vermieden werden, da hier die Gefahr eines Darmverschlusses besteht.

In diesen Fällen enthält die Nahrung keine Vollkornerzeugnisse, wenig Obst und Gemüse, keine Rohkost, Hülsenfrüchte oder Nüsse. Da eine ballaststoffreiche Nahrung sehr vitamin- und mineralstoffreich ist, muss eine ballaststoffarme in der Regel durch künstliche Trink- und Sondennahrung ergänzt werden.

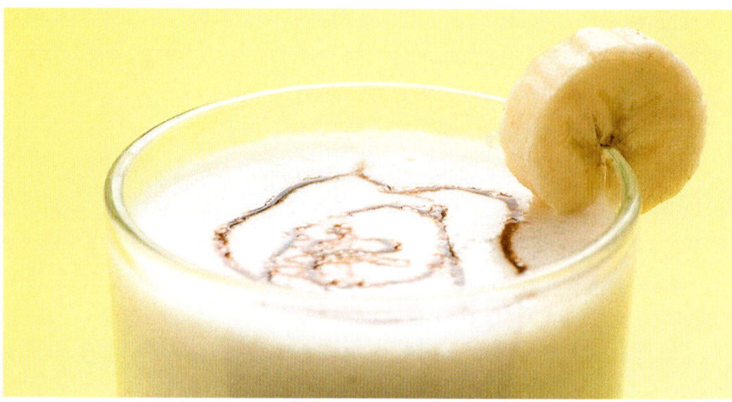

Eine ballaststoffarme Kost ist vitamin- und mineralstoffarm und muss in der Regel durch spezielle Trink- und Sondennahrung ergänzt werden.

Brauchen wir Darmbakterien und -pilze?

Zu Beginn des Lebens ist der Darm keimfrei. Erst bei der Geburt erfolgt eine Besiedlung durch Bakterien aus der mütterlichen Scheide. Danach kommen Mikroorganismen aus der Nahrung und auch der Umgebung hinzu. Wird der Säugling gestillt, siedeln sich vorwiegend Bifidobakterien an. Wird er nicht gestillt, finden sich zusätzlich Laktobazillen. Erst wenn das Baby Beikost erhält, kommen Fäulnisbakterien und andere Keime hinzu, die dem Stuhl seinen charakteristischen Geruch verleihen. Bakterien machen über 50 Prozent des Stuhlgewichtes aus.

> !
> Mikroben sind wichtig für die Gesundheit.

Der relative Anteil der verschiedenen Bakterien verändert sich im Verlauf des Lebens, und jeder Mensch hat eine individuell zusammengesetzte Bakterienflora. Der Magen und der obere Dünndarm sind keimarm, das heißt, dort finden sich kaum Bakterien. Grund dafür ist, dass der Magen einen hohen Säuregehalt aufweist, wodurch eine Ansiedlung der mit der Nahrung aufgenommen Bakterien verhindert wird und diese zum Großteil abgetötet werden. Im oberen Dünndarm sind u. a. Gallenflüssigkeit und Pankreassaft für das Verhindern einer Bakterienansiedlung verantwortlich. In tieferen Dünndarmabschnitten werden körpereigene „Antibiotika“, man nennt sie Defensine, immer wichtiger.

Bisher sind nur ungefähr 20 Prozent der Darmbakterien identifiziert, es besteht also noch viel Forschungsbedarf, aber gerade in dieser Richtung gibt es gute Aussichten auf Therapien. Die Mikroben spielen eine wichtige Rolle für eine gute Verdauung.

> !
> Im Dickdarm siedeln bis zu 600 verschiedene Mikrobenarten.

Die Zusammensetzung der Mikroorganismen unseres Darms, zu denen Darmbakterien und Darmpilze gehören, ist in den einzelnen Darmabschnitten unterschiedlich. Im Zwölffingerdarm finden sich z. B. Laktobazillen, Streptokokken und Hefen. Letztere zählen zu den Pilzen. Der Leerdarm ist dann nahezu frei von Mikroorganismen, während im Krummdarm wieder Laktobazillen, Streptokokken, Bifidobakterien und Fusobakterien vorkommen. Unseren Dickdarm besiedeln etwa 400 bis 600 verschiedene Mikrobenarten. Sie erfüllen wichtige Funktionen für unsere Gesundheit:

- Sie tragen dazu bei, Krankheitserreger abzuwehren und sind für die Entwicklung eines funktionierenden Immunsystems verantwortlich. Dies geschieht zum Beispiel durch Verdrängung ungewollter Konkurrenten, indem die Darmbakterien um die gleichen Nahrungsbestandteile konkurrieren wie die fremden Keime.
- Sie produzieren B-Vitamine und das Vitamin K.
- Sie zersetzen unverdauliche Ballaststoffe, aus denen noch Fettsäuren freigesetzt werden. Damit unterstützen die Bakterien den Darm bei der Verdauung.

Zu den gesundheitsförderlichen Darmbakterien wird in erster Linie Escherichia coli (auch Kolibakterium genannt) gerechnet. Dieses Bakterium, das problemlos ohne Sauerstoffzufuhr leben kann, gehört zu unserer natürlichen Darmflora. Es kann Trauben- und Milchzucker sowie Eiweiß abbauen. Es bildet aber auch verschiedene B-Vitamine, wie B_1 und B_{12}. Findet man es im Wasser oder auf Lebensmitteln, deutet dies auf eine Verunreinigung mit menschlichen Fäkalien hin. Bestimmte Untergruppen davon können schwere bis lebensgefährliche Durchfallerkrankungen hervorrufen, z. B. bei Babys. Escherichia coli turista ist für Durchfälle auf Reisen verantwortlich, da wir an die Bakterienstämme des Urlaubsortes nicht gewöhnt sind und der Körper unter Umständen heftig darauf reagiert. Auch die bei Frauen relativ häufige Blasenentzündung geht in der Regel auf diese Bakterien zurück.

!

Klimawechsel beeinflusst die Zusammensetzung der Darmflora.

Die Zusammensetzung der Darmflora hängt u. a. von der Beschaffenheit der Darmschleimhaut, von Stress, der Ernährung und leider auch von Medikamenten ab. Antibiotika töten – je nach Zusammensetzung des Medikaments – verschiedene Bakterienarten ab, die oft sogar schwer zu ersetzen sind.

Ballaststoffreiche Ernährung bildet die Grundlage für eine gute Vermehrung der nützlichen Bakterien im Darm, insbesondere die Bifidobakterien. Auch Lebensmittel, die Milchsäurebakterien in größerer Anzahl enthalten, sind günstig. Diese finden sich vor allem in Sauermilchprodukten wie Joghurt, Quark, Sauerkraut und milchsaurem Gemüse. Milchsäure beeinflusst die Darmflora positiv. Sie beschleunigt die Darmpassage des Stuhls und trägt dazu bei, dass gesundheitsschädigende Stoffe schneller aus dem Darm ausgeschieden werden, womit z. B. Darmkrebs vorgebeugt wird.

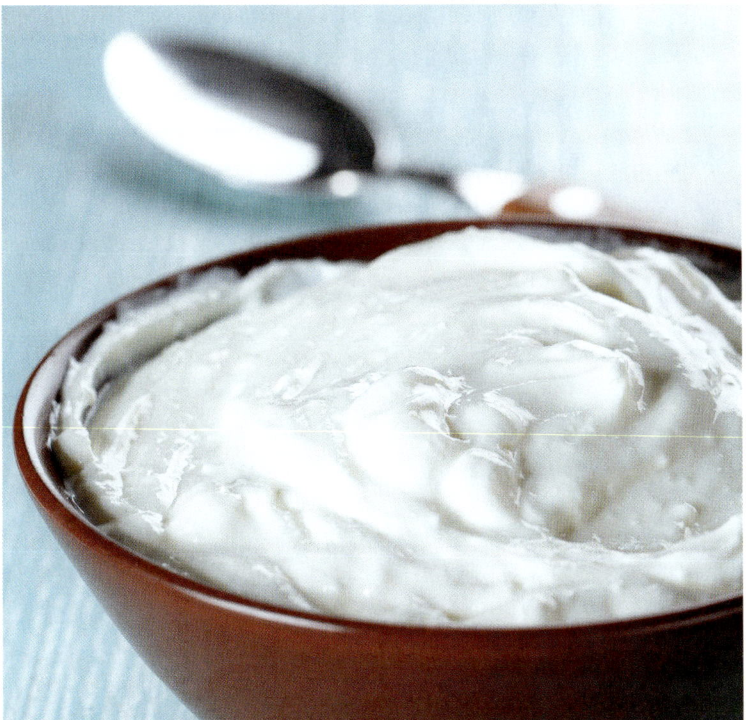

Lebensmittel, die Milchsäurebakterien in größerer Anzahl enthalten, beeinflussen die Darmflora positiv.

Brauchen wir Prä- und Probiotika?

!

Präbiotika unterstützen das Funktionieren des Darms.

Prä- und Probiotika sind buchstäblich in aller Munde. Doch was ist das eigentlich? Präbiotika sind nicht verdauliche Substanzen, die in Lebensmitteln enthalten sind oder diesen zugesetzt werden. Sie unterstützen das Wachstum der nützlichen Darmbakterien sowie das Funktionieren des Darms. Sie sind kurzkettige Kohlenhydrate, die nahezu unverändert in den Dickdarm gelangen und der Darmflora als Nährstoffe zur Verfügung stehen. Die mengenmäßig bedeutendsten, natürlich vorkommenden Präbiotika in Lebensmitteln sind Oligofruktose und Inulin. Beide gehören zu den Ballaststoffen, die ganz natürlich vor allem in Gemüse, Früchten und Getreide enthalten sind.

!

Synbiotika bestehen aus einem Gemisch von Pro- und Präbiotika. Präbiotika dienen als „Futter" für die probiotischen Bakterien.

Probiotika sind harmlose, lebende Mikroorganismen, die in ausreichender Zahl und in aktiver Form in den Darm gelangen und dort positive gesundheitliche Wirkungen erzielen sollen. Lebensmittel, die mit diesen Mikroorganismen versetzt wurden, z. B. probiotische Joghurts, gehören dazu. Aber auch Brotaufstrichen, Käse, Müsli, Frühstücksflocken, Getränken, Fruchtzubereitungen, Brot, Fertiggerichten, Eis, Backwaren und sogar Salami werden sie zugesetzt.

In der Regel zählen besonders robuste Milchsäurebakterien (v. a. Bifidobakterien und Laktobazillen) dazu, von denen ein Großteil die Passage durch den salzsäurehaltigen Magensaft überlebt. Sie produzieren Milchsäure (Bifidobakterien produzieren auch Essigsäure) und damit ein lebensfeindliches Milieu für Krankheitserreger. Diese werden dadurch aus dem Darm verdrängt, vorausgesetzt, die Produkte werden regelmäßig gegessen und die Lebensmittel enthalten eine hohe Zahl der positiven Bakterien (ca. 10 Millionen pro Gramm Lebensmittel). Dabei darf man nicht übersehen, dass z. B. Joghurt während der Lagerung nachsäuert und sein Keimgehalt dabei sinkt. In nicht mehr ganz frischen Produkten kann daher die Anzahl der Mikroorganismen deutlich verringert sein. Je näher das Verfallsdatum heranrückt, umso mehr nimmt die Menge probiotischer Keime in Lebensmitteln ab.

Auch Darmsanierungen mittels probiotischer Nahrungsergänzungsmittel sind beliebt. Sie sind frei verkäuflich, allerdings nicht preiswert. Probiotische Joghurts, so Prof. Dr. Andreas Michalsen, Chefarzt für Naturheilkunde am Immanuel-Krankenhaus in Berlin-Wannsee, enthalten oft auch viel Zucker. Dem Gesunden schaden diese süßen Joghurts vermutlich nicht, ob sie einen Vorteil bringen, belegt bisher keine Studie. „Probiotika sind eine gute Sache, aber sie gehören nicht an die erste Stelle, wenn man was für seine Gesundheit machen sollte. Es bleibt dabei: Das Wichtigste ist, sich gut zu ernähren, gut zu kauen und die Voraussetzung zu schaffen, dass der Körper die Darmflora selber gut reguliert“, so Professor Michalsen.

Etwas anderes ist es, wenn man Probleme mit dem Darm hat. Dann können Probiotika in der Tat hilfreich sein, allerdings als Medikament aus der Apotheke. Dementsprechend sind sie als Arzneimittel gekennzeichnet und unterliegen den dafür üblichen strengen Vorschriften. So muss neben dem Nachweis der Unbedenklichkeit und Sicherheit auch ein Wirksamkeitsbeweis erbracht werden. Arzneimittel enthalten lebensfähige Bakterien in standardisierten, hohen Konzentrationen. Sie müssen gut verträglich, sicher in der Anwendung und auch für eine Langzeittherapie getestet sein. Die Mikroorganismen können Sie z. B. in Form von Kapseln, als Tabletten oder als Suspension kaufen und einnehmen – besser nach ärztlicher Empfehlung.

!

Bei Darmproblemen können Probiotika helfen.

Wissenschaftlich belegt ist für einzelne Bakterienstämme der günstige Einfluss

- bei Durchfallerkrankungen durch Rotaviren-Infektionen bei Kindern sowie
- bei Durchfällen, die auf Antibiotikatherapien zurückzuführen sind und

- bei chronisch-entzündlichen Darmerkrankungen (Colitis ulcerosa).
- Auch bei Laktoseintoleranz können alle Bakterien, die Milchzucker verstoffwechseln können, wie Escherichia coli und Laktobazillen, zur Linderung beitragen.
- Sie sollen auch noch sinnvoll bei Reisedurchfall oder Darmgrippe sein.

Ob probiotische Lebensmittel generell in der Vorbeugung oder Linderung von Durchfällen wirksam sind, ist schwer zu belegen.

!

Probiotische Joghurts können Sie ganz einfach selbst herstellen.

Probiotische Joghurts können Sie auch selbst herstellen. Dazu benötigen Sie H-Milch und eine probiotische Starterkultur, die Sie im Bioladen oder Reformhaus kaufen können. Sie können jedoch auch die Bakterien aus probiotischen Joghurts dazu verwenden, selbst normaler Naturjoghurt sollte ausreichen. Für die Herstellung gibt es Joghurtbereiter oder entsprechende Styroporgefäße. Erhitzen Sie die Milch auf die vorgeschriebene Temperatur, mischen die Bakterienkultur unter und belassen den Joghurt etwa einen Tag auf dieser Temperatur. Das ist ganz einfach – Sie werden vom Ergebnis begeistert sein!

Die guten Darmbakterien fördern

Mit natürlichen Präbiotika und bestimmten anderen Nährstoffen kann man die gesunden Darmbakterien fördern. Folgende Lebensmittel helfen dabei:

Inulin

Inulin ist ein weißer, kristalliner Feststoff, der zu etwa 95 Prozent aus Fruchtzucker und 5 Prozent Traubenzucker besteht. Er gehört zu den Ballaststoffen, schmeckt leicht süßlich und hat nur wenig Energie, nämlich 1 Kalorie pro Gramm. Inulin gehört zu den präbiotischen Nahrungszusätzen. Der Stärkeersatz dient vor allem den nützlichen Darmbakterien (Milchsäurebakterien) als Nah-

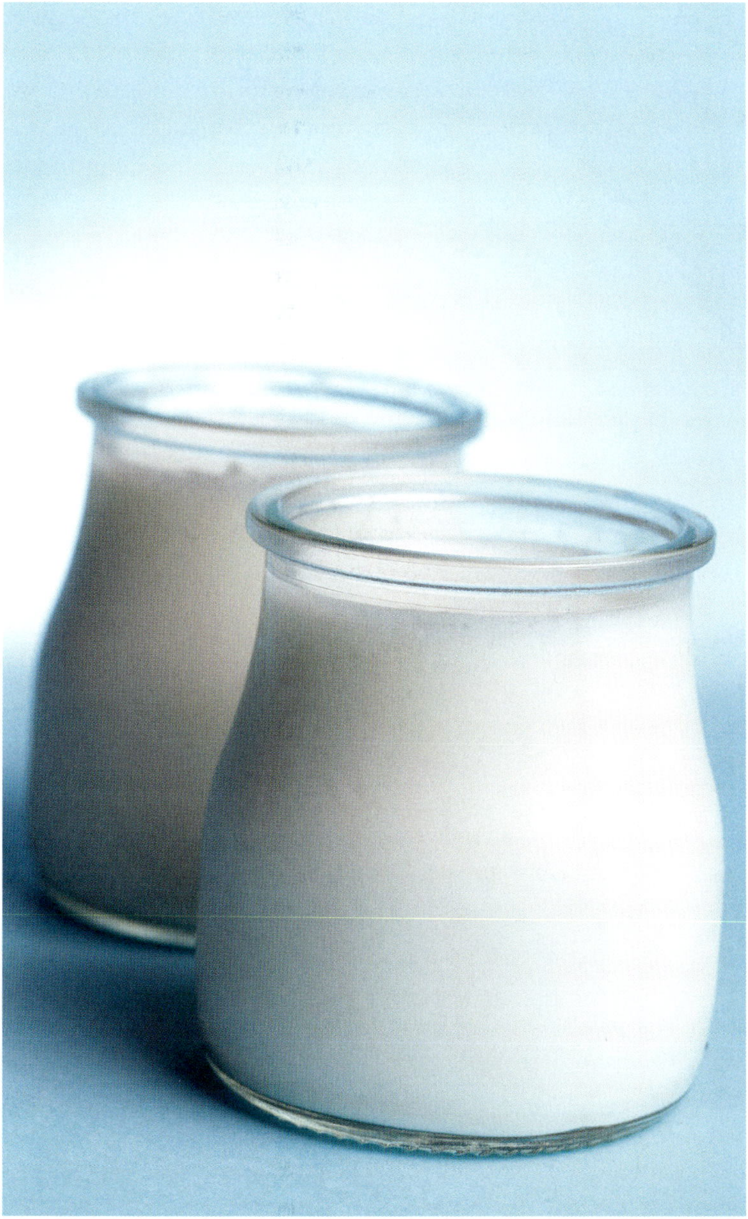

Mit H-Milch und einer Starterkultur aus dem Bioladen oder Reformhaus können Sie probiotischen Joghurt selbst herstellen.

!

Inulin beeinflusst nicht den Blutzuckerspiegel.

rung, regt ihr Wachstum an und erhält die Darmflora gesund. Sein Abbau schafft ein saures Milieu, das dem Überleben krankheitserregender Bakterien entgegenwirkt und Darminfektionen vorbeugt. Wenn Sie regelmäßig mindestens 5 Gramm am Tag essen, führt dies zu einer Verbesserung der Darmflora. Inulin wird z. B. in Backwaren als Zuckerersatz verwendet.

Viele Pflanzen lagern Inulin als Reservestoff ein, insbesondere Arten, die zu den sogenannten Korbblütlern gehören wie Topinambur, Zichorien, Dahlie, Artischocke, Roggen, Löwenzahn- und Schwarzwurzeln. Es gehören aber auch Doldenblütler wie die Pastinake dazu. Inulin wurde 1804 in der Pflanze Alant entdeckt. Seine Eigenschaften variieren mit der Anzahl seiner Fruchtzuckerbausteine.

Inulin wird gerne als Fettersatz eingesetzt, z. B. in Joghurt, und um den Geschmack, die Textur und das Mundgefühl von Lebensmitteln zu verbessern. In Wurstwaren soll es den Ballaststoffanteil erhöhen.

Da es den Blutzuckerspiegel nicht beeinflusst, kann Inulin in der Therapie von Diabetes als Stärkeersatz dienen. Im Dünndarm kann es nicht aufgenommen werden, weil uns das abbauende Enzym (Inulinase) fehlt. Stattdessen bauen es Bakterien im Enddarm zu kurzkettigen Fettsäuren um. Die dabei gebildeten Gase können bei empfindlichen Menschen zu Blähungen führen – der einzigen bekannten Nebenwirkung beim Verzehr inulinhaltiger Pflanzenteile.

Naturjoghurt

Joghurt entsteht durch Milchsäurebakterien. Diese bauen dabei den Milchzucker (Laktose) der Milch zu Milchsäure ab. Die entstandene Milchsäure senkt den pH-Wert in den leicht säuerlichen Bereich ab und das in der Milch enthaltene Eiweiß gerinnt. Die Molke bleibt in den Zwischenräumen des dickgelegten Eiweißes, wodurch die typische Konsistenz des Joghurts entsteht.

Milchsäure verbessert die Eiweißverdauung und fördert die Aufnahme von Eiweißbausteinen und Kalzium. Aufgrund seines verringerten Anteils an Laktose vertragen ihn auch viele Patienten mit Laktoseintoleranz gut.

!

Joghurt ist verdauungsfördernd und -regulierend.

Laktulose

Laktulose ist ein Zweifachzucker aus Galaktose und Fruchtzucker. Sie wird im Dünndarm nicht abgebaut und gelangt nahezu unverändert in den Dickdarm. Laktulose entsteht ganz natürlich, z. B. beim Erhitzen und Lagern von Milch aus dem Milchzucker. Bakterien im Dickdarm bauen sie ab. Sie fördert die Vermehrung der Bifidobakterien und stärkt somit die Darmflora.

Yacón

Yacón ist eine Pflanzenart aus der Familie der Korbblütler, die in den Anden wächst, wo sie seit Jahrhunderten zu den wertvollen Nahrungsmitteln zählt. Schädlingsbekämpfungsmittel sind beim Anbau dieser Pflanze unnötig, da Blätter und Wurzeln selbst über natürliche Schutzmechanismen gegen Schadorganismen verfügen.

Aufgrund des hohen Anteils an Fruchtzucker (im getrockneten Zustand im Schnitt 75 Prozent) ermöglicht Yacón eine kalorienarme Zufuhr von Kohlenhydraten. Der Blutzucker steigt dadurch nur wenig an.

Die Yacón-Pflanze enthält Kohlenhydrate hauptsächlich in Form von Inulin (siehe S. 32). Dadurch wirkt die Pflanze präbiotisch und besitzt einen förderlichen Einfluss auf die Darmflora.Aber nicht nur das: Wirkstoffe, die in den Blättern der Pflanze zu finden sind, sollen den Blutzuckerspiegel aktiv senken. Deshalb nehmen viele Diabetiker in Südamerika einen Aufguss aus den Blättern zu sich. Aufgrund der positiven Wirkung sind einige Produkte aus Yacón im deutschen Lebensmittelhandel erhältlich.

!

Yacón ist besonders für Diabetiker geeignet.

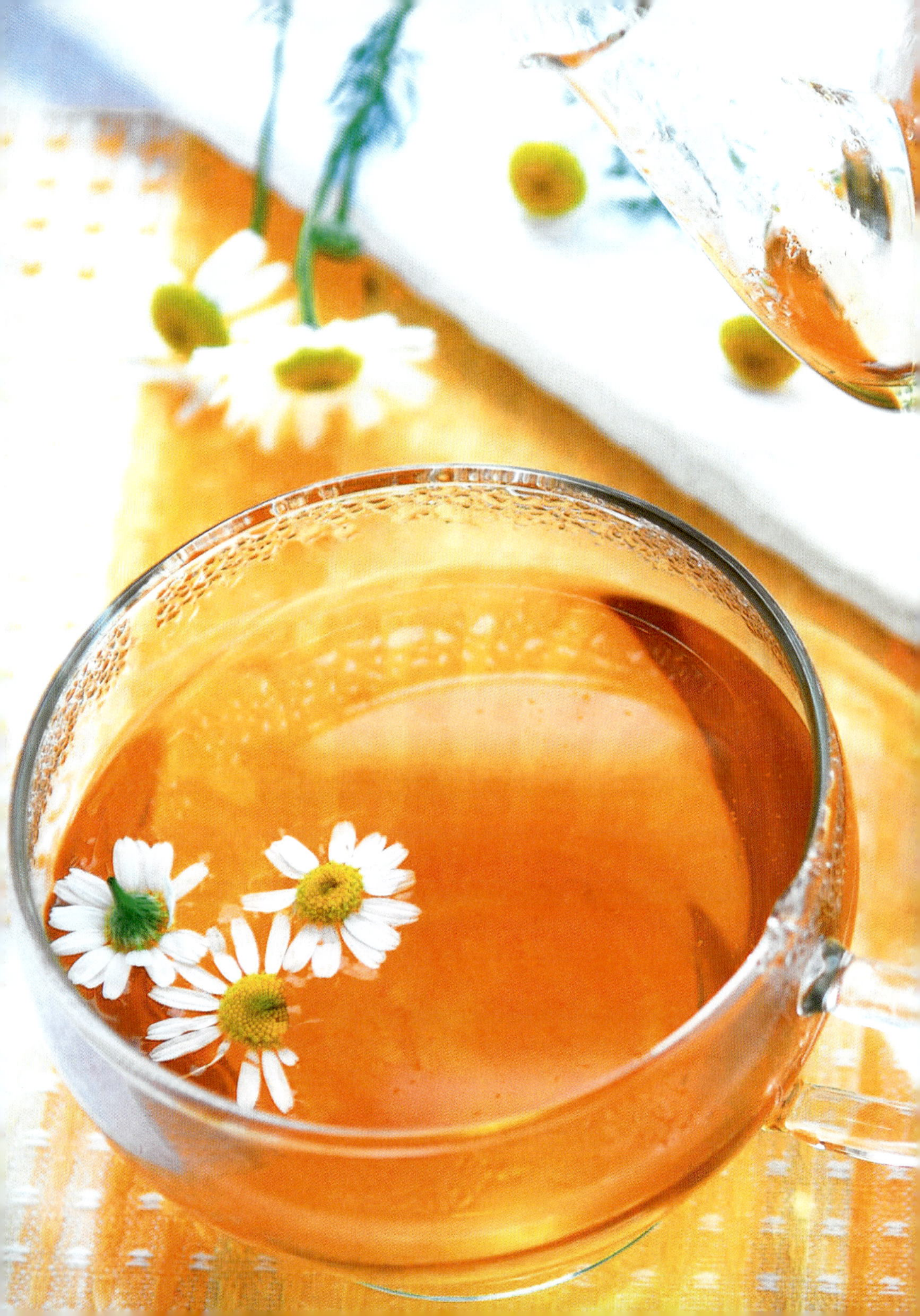

MAGEN- UND DARMBESCHWERDEN NATÜRLICH BEHANDELN

Hier erfahren Sie alles Wichtige über die heilende Wirkung von Lebensmittelinhaltsstoffen bei Magen- und Darmbeschwerden. Sie erhalten Ernährungstipps für eine gesunde Verdauung, Empfehlungen zu Kräutern und Gewürzen sowie Informationen zu ergänzenden Therapien, die Ihnen helfen, Verstopfung, Durchfall, Blähungen und Co. sanft zu behandeln. Sie erfahren aber auch, wann Sie besser zu einem Arzt gehen sollten.

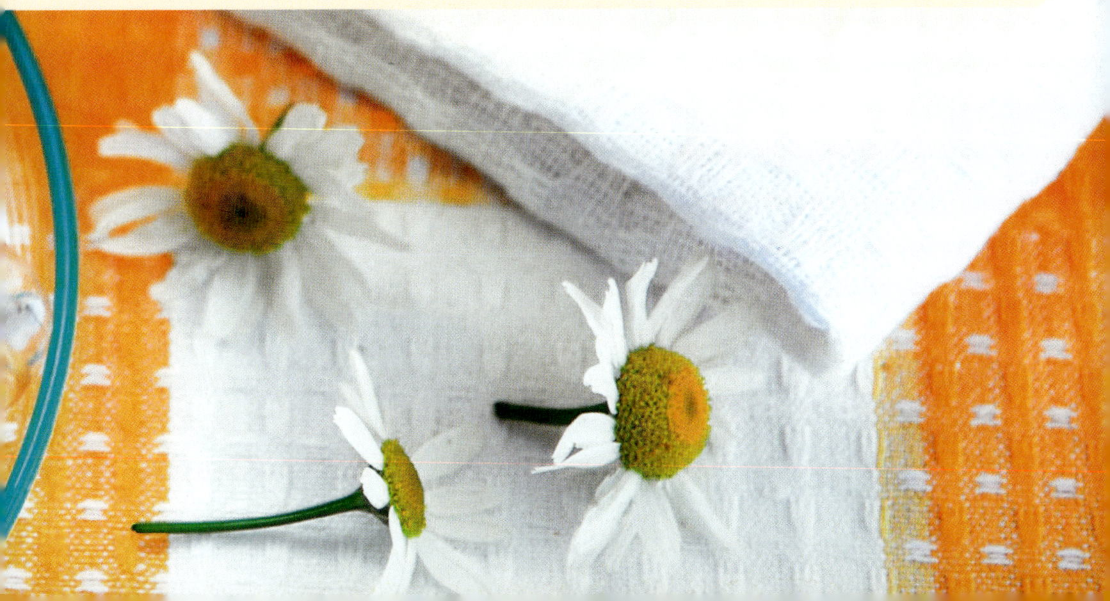

!

Seelische Belastungen beeinträchtigen unser Verdauungssystem.

Verdauungsbeschwerden

Verdauungsbeschwerden können ganz unterschiedliche Ursachen haben: Entzündliche Darmerkrankungen, eine Veränderung der Darmflora und auch seelische Gründe. Während in den Industrienationen eine ungesunde Ernährung und Lebensweise Ursache sind, überwiegen in den Entwicklungsländern Infektionen und Parasiten. Es gibt zahlreiche natürliche Methoden, die hier helfen – und wenn man bedenkt, dass Wasser als Getränk ein ideales Hilfsmittel gegen Verstopfung ist, kann man schon erkennen, dass natürlich behandeln nicht teuer sein muss. Werden die Beschwerden nicht besser, ist ein Arztbesuch zu empfehlen.

Verdauungsstörungen allgemein

Verdauungsstörung ist die Sammelbezeichnung für Störungen der Verdauungsabläufe. Zu den Beschwerden zählen Appetitlosigkeit, Aufstoßen, Völlegefühl, Bauchschmerzen, Blähungen, Übelkeit, Erbrechen und Durchfall. Allgemeine Verdauungsstörungen sind eine häufige Erscheinung und in den meisten Fällen vorübergehend und harmlos. Einfache Maßnahmen helfen oft schnell über die Beschwerden hinweg. Allerdings sollte man auch mit etwas Disziplin daran arbeiten. Unterstützen kann man den Heilungsprozess beispielsweise durch eine Ernährungsumstellung auf eine leichte Vollkost.

... natürlich behandeln

Verdauungsstörungen können Sie mit zahlreichen natürlichen Methoden und Heilmitteln behandeln. Verdauungsanregend wirken folgende Heilkräuter und Gewürze:

- Kombu, eine essbare Meeresalge, ist in Nordostasien als Nahrungsmittel weit verbreitet. Erhältlich ist es zumeist getrocknet und wird in seiner Herkunftsregion als Grundzutat von Suppen verwendet. Kombu enthält Alginsäure. Diese bildet in

Verbindung mit Wasser ein Gel, das sich auf die Magenwände legt. Da das Gel nicht durch die Verdauungssäfte aufgelöst werden kann, wird es als ein verdauungsfördernder Ballaststoff angesehen. Da Kombu einen besonders hohen Jodgehalt hat, ist es in Deutschland nicht als Lebensmittel zugelassen und muss über die Apotheke bezogen werden.

- Das ätherische Öl der Anissamen sowie Artischockenblätter und -wurzeln enthalten den verdauungsanregenden Bitterstoff Cynarin.
- Verdauungsfördernd wirken auch milchsauer vergorene Gemüsesäfte, die entweder nach Zugabe von Milchsäurebakterienkulturen oder von selbst gären. Sie sind zucker- und somit auch kalorienarm. Solche Säfte sind mit dem Vermerk „milchsauer vergoren" gekennzeichnet. Am ehesten erhalten Sie sie im Reformhaus, manchmal im Bioladen oder auch im Supermarkt. Zu ihnen gehört z. B. auch der Sauerkrautsaft.
- Knoblauch, Kümmel, Pfefferminze und Fenchel sind typische Heilkräuter oder Gewürze, die bei Verdauungsbeschwerden helfen.

!

Sauerkraut hilft seit Langem bei Verdauungsproblemen.

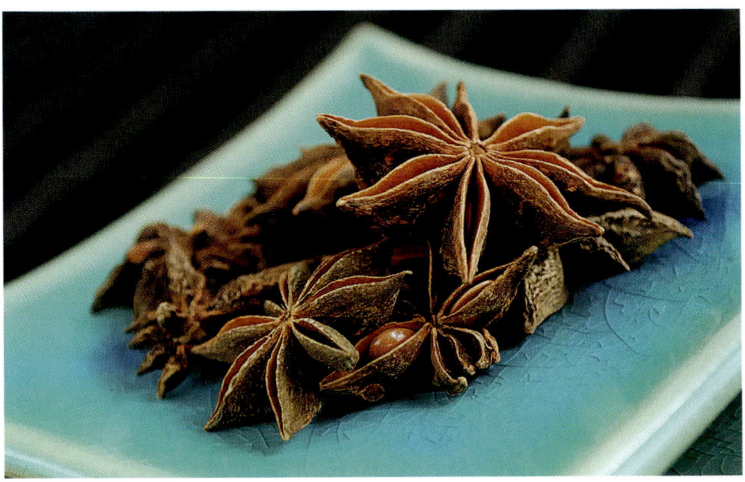

Das ätherische Öl der Anissamen wirkt verdauungsanregend.

Folgende Heilkräuter lindern Verdauungsbeschwerden:

- Der Tee aus gemahlenen Mariendistelfrüchten und ihr Kraut sowie Lorbeerblätter.
- Kamillentee lindert Magen- und Darmerkrankungen und fördert die Verdauung. Möglicherweise reichen die Tees aus dem Lebensmittelhandel bereits aus. Die Deutsche oder Gemeine Kamille aus der Apotheke unterstützt als Kamillenextrakt, zumeist in Kombinationspräparaten, intensiver.
- Boldoblätter aus der Apotheke, das sind die Laubblätter des Strauches Peumus boldus, helfen ebenfalls.
- Ingwer enthält als wirksame Inhaltsstoffe ätherische Öle und Bitterstoffe. Damit wirkt das Gewürz bei Verdauungsstörungen, Reisekrankheit und Übelkeit (jedoch nicht bei Schwangerschaftserbrechen).
- Kurkuma ist bereits als Gewürz sehr gesund – nicht nur bei Verdauungsbeschwerden. Als Pulver oder alkoholischer Trockenextrakt ist Kurkuma ebenfalls aufgrund seiner Wirkstoffe empfehlenswert.
- Bei stärkeren Beschwerden ist auf alle Fälle ein Melissentee-Aufgussbeutel aus der Apotheke zu empfehlen, da dort Arzneibuchqualität garantiert werden muss.
- Digestifs sind hochprozentige alkoholische Getränke wie Korn-, Wacholder- oder Obstbranntwein. Sie fördern nach dem Essen die Verdauung, da der Alkohol die Aufnahme der durch die Fettverdauung entstandenen Fettsäuren begünstigt. Zusätzlich regen die in den Getränken häufig enthaltenen Bitterstoffe die Bildung der Verdauungssäfte an. Wer immer sie mag – sie haben durchaus ihre Berechtigung.

!

Ein Kräuterschnaps nach dem Essen fördert die Verdauung.

Appetitlosigkeit

Appetitlosigkeit bedeutet – wie der Name schon sagt –, dass man keine Lust hat, etwas zu essen. Dauert dieser Zustand nur kurze Zeit an, kann die Unlust durch grippale Infekte, übermäßigen

Alkoholgenuss, Magenverstimmung oder Reisekrankheit verursacht sein. Hält der Zustand länger an, können organische Krankheiten wie Magen-Darm-Erkrankungen, Diabetes oder sogar Krebs die Ursache sein. Auch psychische oder medikamentöse (Nebenwirkungen von Zytostatika, die bei der Chemotherapie eingesetzt werden, oder Antibiotika) Gründe können dahinterstecken. Im Alter kann Appetitlosigkeit auf Kauschwierigkeiten, eine empfindliche Mundschleimhaut, Schluckbeschwerden, einen abnehmenden Geruchs- oder Geschmackssinn oder auch auf einen Vitamin- oder Mineralstoffmangel (v. a. Zink) zurückzuführen sein.

!

Appetitlosigkeit kann viele Ursachen haben.

Wann sollten Sie zum Arzt gehen?

Dauert die Appetitlosigkeit länger an, muss der Arzt schwerwiegende organische Störungen abklären. So kann hinter der Appetitlosigkeit zum Beispiel ein unerkannter Diabetes mellitus oder eine Lebensmittelunverträglichkeit stecken.

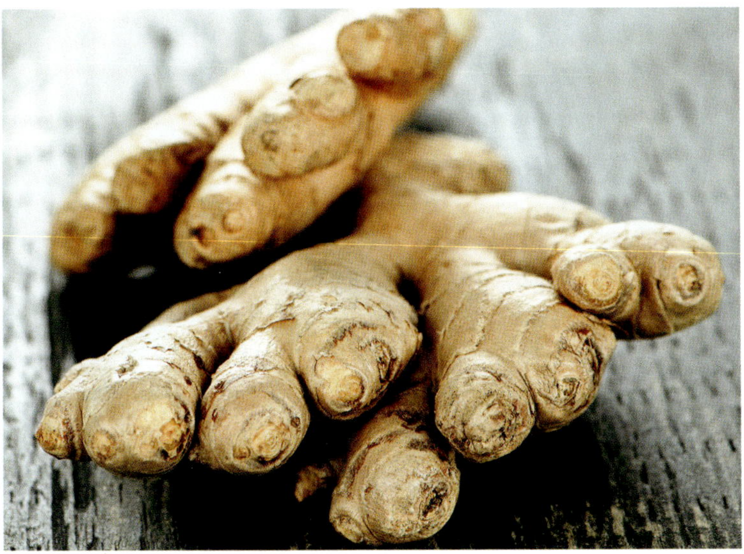

Ingwer wirkt bei Verdauungsstörungen, Reisekrankheit und Übelkeit.

... natürlich behandeln

Appetitlosigkeit begegnet man am besten, indem man anstelle von drei großen mehrere kleinere, abwechslungsreich gestaltete, ansprechend zubereitete Mahlzeiten über den Tag verteilt isst. Sie sollten leicht verdaulich und nicht zu fett sein.

Kräutertees mit Bitterstoffen wirken appetitanregend.

Kräutertees mit appetitanregenden Bitterstoffen sowie Gewürze mit einem hohen Gehalt an Scharfstoffen (z. B. Ingwer oder Galgant) können ebenso helfen. Viele Kräuter steigern den Appetit, sodass Sie unter den zahlreichen Arzneipflanzen wählen können. Die Pflanze, die Ihnen am meisten zusagt, hilft voraussichtlich auch am besten.

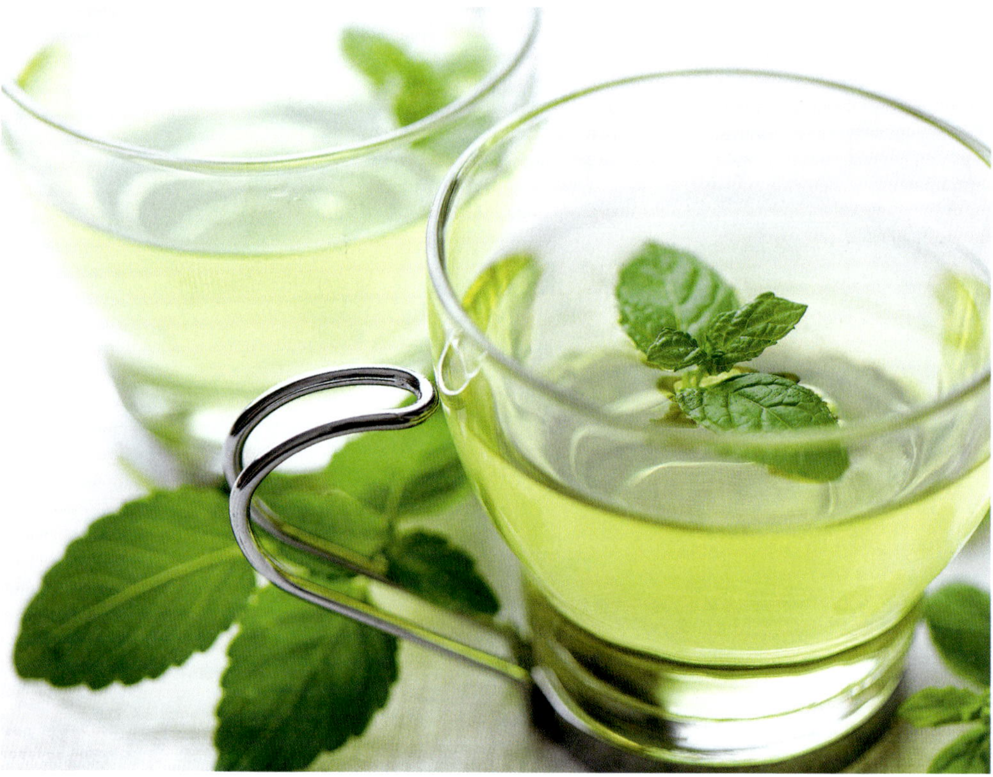

- So fördern die Angelikawurzel, Artischockenblätter und Bitterklee die Abgabe von Verdauungssäften und stimulieren auf diese Weise die Darmperistaltik. Auch eine Kombination aus Angelika- und Enzianwurzel, Pomeranzenschale, Pfefferminzblättern, Kümmel und Kamillenblüten ist empfehlenswert. Ähnlich wirken Anisfrüchte, die Sie als Ganzes kauen. Auch hier ist wieder eine gemeinsame Verwendung von Anis mit gleich wirkenden Früchten wie die Samen von Fenchel und Kümmel sinnvoll.
- Appetitanregend wirken auch Thymian und das Benediktenkraut.
- Tausendgüldenkraut steigert bereits allein die Speichel- und Magensaftbildung. Sein bitterer Geschmack stimuliert praktisch alle an der Verdauung beteiligten Drüsen und Organe. Damit ist eine bessere Appetitanregung und Verdauung verbunden. Auch eine Teemischung zusammen mit Schafgarben- und Pfefferminzblättern (im Verhältnis 3:4:3) hilft, wenn Sie den Tee 2- bis 3-mal täglich vor den Mahlzeiten trinken. Die Bitterstoffe des Schafgarbenkrauts allein können bereits helfen. Trinken Sie den Tee daraus schluckweise ca. ½ Stunde vor den Mahlzeiten.
- Das gelblich weiße Wurzelfleisch des Aronstabgewächses Kalmus, auch Deutscher Ingwer oder Magenwurz genannt, enthält ätherisches Öl und Bitterstoffe. Daher wirkt es appetitanregend.
- Auch Korianderfrüchte, die üblicherweise das Korianderöl enthalten, helfen Ihnen gegen Appetitlosigkeit.
- Kurkuma hilft bei leichten Formen bereits als Gewürz. Bei größeren Problemen kann es in Pulverform oder als alkoholischer Trockenextrakt Verwendung finden.
- Isländisch Moos, das bei Husten hilft, wirkt in Form von Pulver aufgrund bitter schmeckender Inhaltsstoffe appetitanregend und kräftigend.

- Ärztliche Erfahrungsberichte zeigen, dass auch Pollen und ihre Extrakte den Appetit anregen. Eine Tagesdosis beträgt 30 bis 40 Gramm.
- Löwenzahn wirkt in verschiedenen Formen, ebenso wie Hopfenzapfen. Insbesondere die Hopfendrüsenschuppen enthalten Bitterstoffe, die den Appetit fördern.
- Kardamom ist der Samen einer Gattung der Ingwergewächse und wirkt wie Muskat verdauungsfördernd und appetitanregend.
- Älteren Personen kann durch Einname eines alkoholfreien Kräuteraperitifs mit pflanzlichen Bitterstoffen in Form von Pflanzensaft oder Magentee geholfen werden. Diesen sollte man eine halbe Stunde vor den Mahlzeiten zu sich nehmen.

Artischockenblätter fördern die Abgabe von Verdauungssäften.

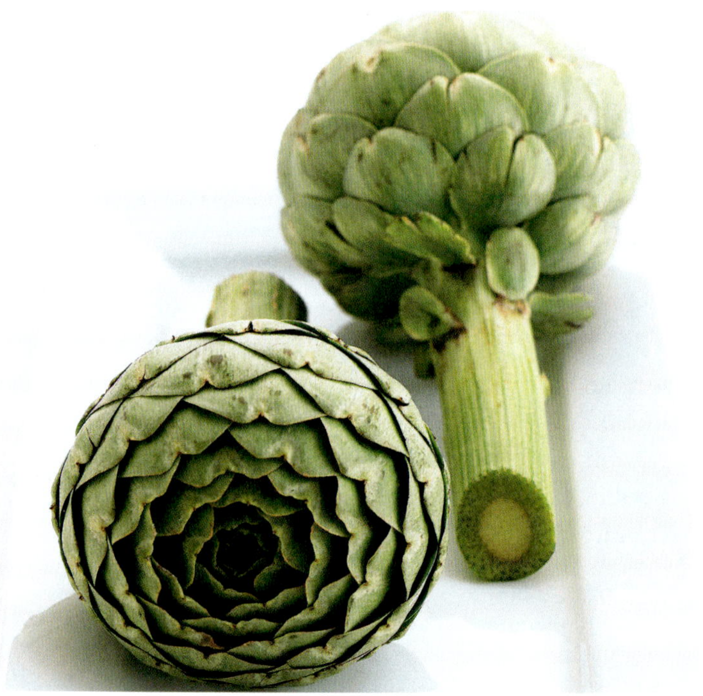

Völlegefühl

Völlegefühl stellt sich ein, wenn Sie genügend oder sogar zu viel gegessen haben. Auch bestimmte Zusatzstoffe, die z. B. als Antioxidans eingesetzt werden, wie Schwefeldioxid, können bei empfindlichen Menschen dieses Gefühl hervorrufen.

!

Bei Völlegefühl helfen pflanzliche Bittermittel in flüssiger Form.

Wann sollten Sie zum Arzt gehen?

Bei Schmerzen und Fieber sollten Sie nicht zögern, ärztliche Hilfe in Anspruch zu nehmen.

... natürlich behandeln

Völlegefühl können Sie durchaus natürlich behandeln. So hilft es oft schon, wenn Sie weniger fettreich und langsamer essen, einen feuchtheißen Wickel um oder eine Wärmflasche auf den Bauch legen. Ebenso helfen Ihnen zahlreiche Pflanzen:

- So weiß man schon lange, dass Kümmel und Basilikum bei Völlegefühl Abhilfe schaffen. Ihre innere und äußere Anwendung können Sie durch Kräutertees unterstützen.
- Fencheltee wird wegen seiner ätherischen Öle bei Völlegefühl verwendet. Fette oder schwer verdauliche Speisen werden durch ihn bekömmlicher.
- Zimtöl, Wacholderbeeren und ihr Öl sowie Mariendistel wirken ebenfalls gegen Völlegefühl.
- Außerdem helfen Artischockenblätter, Benediktenkraut, Bitterkleeblätter, Chinarinde, Enzianwurzel, Korianderfrüchte und ihr Öl, Sternanis und Tausendgüldenkraut.
- Kurkuma hilft als Pulver oder alkoholischer Trockenextrakt, wenn Sie die Speisen schon vorher damit würzen, beugen Sie damit dem Völlegefühl vor.

!

Würzen Sie Speisen mit Rosmarin und Desserts mit Zimt.

Folgende Kombinationen an Kräutern oder Arzneipflanzen bieten sich an:

- Angelika- und Enzianwurzel sowie Pomeranzenschale
- Anis, Fenchel und Kümmel bzw. Kümmelöl
- Kümmel, Fenchel und Kamillenblüten
- Kümmel und Fenchel bzw. ihre Öle
- Pfefferminzblätter, Kümmel und Fenchel bzw. ihre Öle
- Pfefferminzblätter, Fenchel und Kamillenblüten bzw. ihre Öle
- Fenchel, Kümmel, Pfefferminze, Majoran und Thymian

Wenn Sie dann noch den Bauch mit Basilikum- oder Kümmelöl massieren (dafür gibt man das Öl tropfenweise in ein Basismassageöl), werden Sie sich bald wieder richtig wohl fühlen.

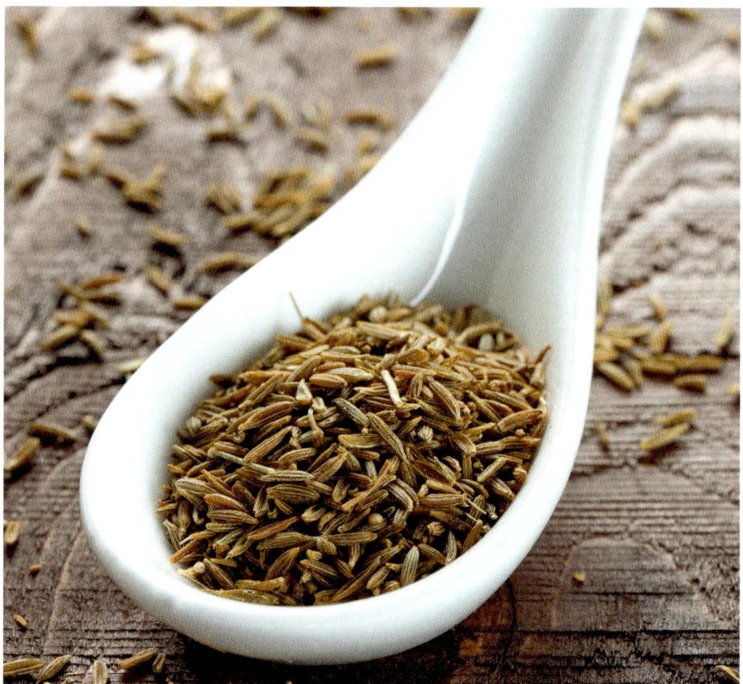

Bei Völlegefühl kann eine Kombination aus Kümmel, Fenchel und Kamillenblüten Linderung bringen.

Sodbrennen und Aufstoßen

Als Sodbrennen, auch gastroösophageale Refluxerkrankung genannt, bezeichnet man brennende Schmerzen in der Speiseröhre, die durch den Rückfluss von Magensäure in die Speiseröhre ausgelöst werden. In der Regel gehen sie nach einiger Zeit wieder zurück. Sodbrennen tritt vor allem nach dem Essen, beim Bücken, nach körperlicher Belastung oder im Liegen auf. Etwa 10 bis 20 Prozent der europäischen Bevölkerung sind davon betroffen, in Deutschland sogar 30 Prozent. Ein Viertel davon muss Sodbrennen zumindest einmal pro Woche aushalten, 10 Prozent sogar täglich. 60 bis 90 Prozent der Betroffenen leiden jahrelang darunter, das heißt: ihre Beschwerden sind chronisch.

> !
> Sodbrennen als Folge einer überempfindlichen Speiseröhre.

Die Probleme können auch unabhängig von Säure ausgelöst werden, z. B. durch Dehnung der Speiseröhre oder durch Nahrungsmittel, die die Speiseröhrenschleimhaut reizen.

Nicht bei jedem Zurückfließen der Magensäure in die Speiseröhre tritt Sodbrennen auf. Es kommt auch beim beschwerdefreien Gesunden häufig vor, vor allem nach dem Essen.

> !
> Jeder Zweite kennt den brennenden Schmerz in der Brust.

Symptome: Saures Aufstoßen, Übelkeit, Druckschmerz im Herzbereich. Die Probleme verstärken sich im Liegen.

Ursachen: Die grundlegende Ursache des Rückflusses ist die Erschlaffung des unteren Speiseröhrenschließmuskels. Normalerweise sorgt er dafür, dass der Speisebrei nicht mehr zurückfließen kann. Geschieht dies nicht mehr oder nicht ausreichend, kommt es zum Kontakt des Speisebreis mit der Schleimhaut der Speiseröhre, wodurch die Beschwerden ausgelöst werden.

Die Zusammensetzung der Nahrung hat einen großen Einfluss auf die Muskelspannung des Speiseröhrenschließmuskels. Ausgelöst wird Sodbrennen z. B. durch zu fettes Essen, übermäßigen Alkoholgenuss, Kaffee, Rauchen, stark säure- bzw. kohlensäurehaltige sowie sehr süße oder stark gewürzte Speisen und kalte Getränke. Letztere und auch besonders kalte Speisen verlangsamen den Rücktransport von bereits in die Speiseröhre fließendem Mageninhalt in den Magen. Dadurch wird die Symptomatik verstärkt. Auch die Chlorogensäure des Kaffees kann bei empfindlichen Menschen Sodbrennen auslösen. Diese Säure ist vor allem in grünen Kaffeebohnen enthalten und steigert die Salzsäureproduktion im Magen. Rettich kann ebenfalls bei magenempfindlichen Personen Sodbrennen verursachen.

Eine fettreiche Mahlzeit reduziert den Muskeltonus um 30 Prozent – möglicherweise verursacht durch eine vermehrte Freisetzung des Hormons Cholezystokinin. Kohlenhydrate wirken weitgehend neutral, dagegen erhöhen eiweißreiche Mahlzeiten den Druck um etwa 50 Prozent. Auch zu viel Essen, Übergewicht, die Einnahme bestimmter Medikamente oder das Tragen zu enger Kleidung können die Probleme auslösen. Aufgrund der vermehrten Leibesfülle bei Übergewicht entsteht ein höherer Druck im Bauchraum, wodurch die Druckdifferenz zwischen Speiseröhre und Magen abnimmt. Dies wiederum begünstigt den Rückfluss von Speisebrei, besonders im Liegen. Übergewicht trägt dazu bei, dass sich der Verschluss des Magens zur Speiseröhre hin leichter öffnet.

> !
>
> Verzichten Sie auf zu enge Kleidung.

> !
>
> 80 Prozent der Betroffenen haben Übergewicht.

Alkohol verringert die Muskelspannung des Schließmuskels, dadurch werden die Bewegungen der Speiseröhre gestört. Auch Rauchen, Stress und Schokolade (infolge des hohen Fett- und Zuckeranteils sowie der Methylxanthine, die darin enthalten sind) können Sodbrennen zu Folge haben. Darüber hinaus fördern bei Schwangerschaft die Drucksteigerung im Bauchraum und die hormonelle Umstellung Sodbrennen. Tritt dieses Problem häufig auf, kann es zur Refluxösophagitis kommen, das heißt zu einer Entzündung der Speiseröhre. Dies kann in letzter Konsequenz zu einem Speiseröhrenkrebs führen, daher sollten die Ursachen möglichst abgestellt werden.

Zusammenfassend können nachweislich folgende Nahrungsmittel und Getränke Sodbrennen auslösen: Chili, Tabasco, Tomaten- und Orangensaft, röststoffreicher Kaffee, Zwiebeln, Schokolade, großvolumige Mahlzeiten, Weißwein, Rotwein, Bier, Whisky und Wodka.

Prophylaxe: Damit es erst gar nicht zu Sodbrennen kommt bzw. das nächste Aufstoßen verhindert wird, können Sie einiges tun:

- Lebensmittel, von denen Sie wissen, dass Sie sie schwer vertragen, weglassen.
- Von 3 großen auf mehrere kleine Mahlzeiten umstellen.
- Nehmen Sie Abstand von Alkohol, Kaffee, Süßigkeiten inkl. gezuckerter Getränke und vom Rauchen. Insbesondere Weißwein und stark kohlensäurehaltige Alkoholika (Weißbier, Sekt) sollten Sie vermeiden. Dies gilt vor allem 2 Stunden vor dem Schlafengehen.
- Reduzieren Sie möglichst Ihr Übergewicht, denn dadurch erreichen Sie bei milden Formen oft eine Beseitigung oder zumindest eine Linderung der Symptome.
- Nehmen Sie keine extrem heißen und kalten Speisen sowie Getränke zu sich.
- Trinken Sie kein kohlensäurereiches Mineralwasser.
- Voluminöse und fettreiche Mahlzeiten sollten Sie besonders abends vermeiden.
- Eine basenreiche Ernährung, wie Kartoffeln, kann den Säureüberschuss ausgleichen.
- Legen Sie sich nicht direkt nach dem Essen hin.
- Essen Sie 3 Stunden vor dem Schlafengehen nichts mehr.
- Wenn Sie mit erhöhtem Oberkörper schlafen, vermindern Sie den Rückfluss von Mageninhalt. Dafür muss nicht nur der Kopf, sondern der gesamte Oberkörper um ca. 15 bis 20 Grad hochgelagert werden.

!

Gelegentliches Sodbrennen ist unbedenklich.

Wann sollten Sie zum Arzt gehen?

Gelegentliches Sodbrennen ist unbedenklich und kommt auch bei sonst gesunden Menschen vor. Lassen sich die Beschwerden mit den natürlichen Behandlungsmöglichkeiten nicht bessern und dauern sie länger als eine Woche an, bzw. haben Sie öfter als einmal wöchentlich Sodbrennen und fühlen sich krank, sollten Sie auf alle Fälle einen Arzt aufsuchen, um eine Entzündung der Speiseröhre zu verhindern bzw. möglicherweise operativ dagegen vorzugehen. Eine sichere Diagnose ist in diesem Fall erforderlich, um gegebenenfalls anderweitige Ursachen auszuschließen. So können z. B. Schmerzen hinter dem Brustbein auf eine Verengung der Herzkranzgefäße hinweisen. Auch ein Speiseröhrenkrebs muss auf diese Weise verhindert werden.

Alarmzeichen, die umgehend zum Arztbesuch führen sollten, sind ein ungewollter Gewichtsverlust, Erbrechen von Blut, Blut im Stuhl, Teerstuhl, Schluckstörungen oder Schmerzen beim Schlucken.

Ärzte verschreiben in der Regel Medikamente, deren neueste Generation „Protonenpumpenhemmer" (PPI) genannt wird. Diese hemmen das Enzym, das Salzsäure aus der Magenschleimhaut in den Magen befördert. Obwohl die Mittel als gut verträglich und sicher gelten, sollten Sie sie nicht ohne ärztlichen Rat oder Rückfrage bei Apotheken einnehmen. Es handelt sich dabei auch um eine symptomatische, keine ursächliche Behandlung.

Seit kurzer Zeit werden endoskopische Techniken erprobt, die die Funktion des unteren Schließmuskels der Speiseröhre wiederherzustellen versuchen. Hierzu sind jedoch noch wissenschaftliche Studien erforderlich.

… natürlich behandeln

Wenn Sie bereits an Sodbrennen leiden, so verschaffen folgende Maßnahmen in der Regel sofort Linderung:

!

Wasser und Brot helfen schnell.

- Ein Glas Wasser trinken oder
- der langsame Verzehr von trockenem Brot.

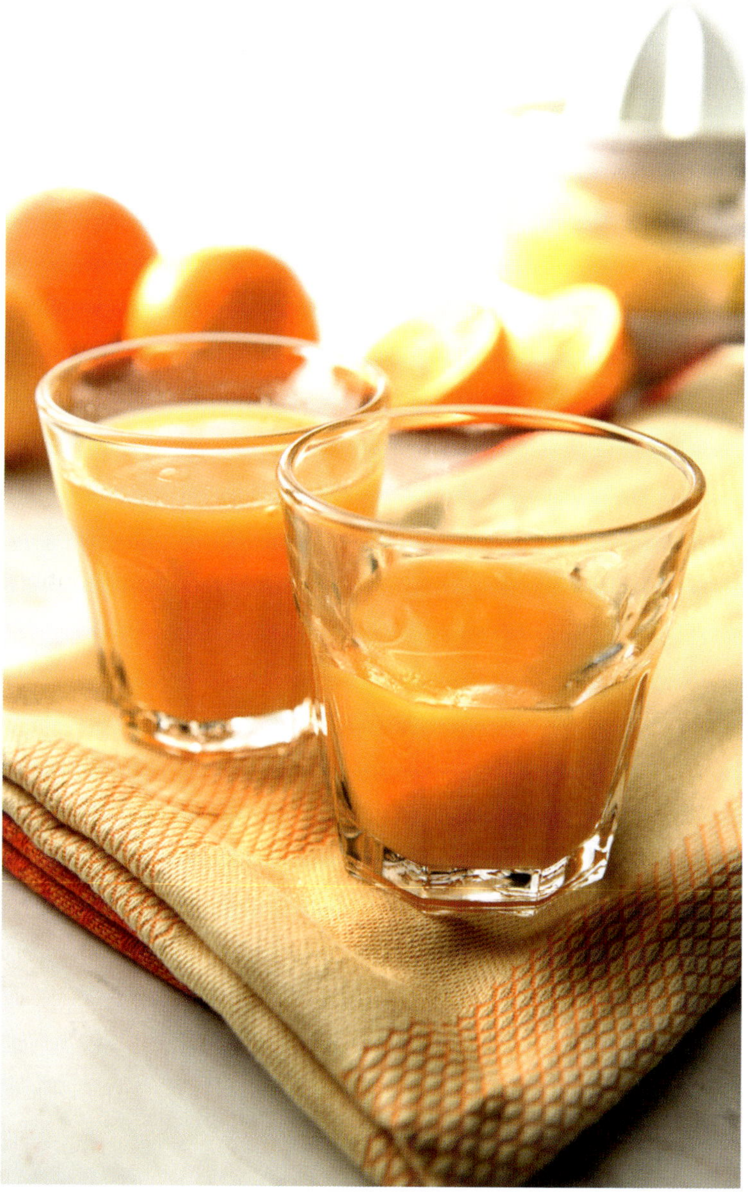

Wenn Sie häufig unter Sodbrennen leiden: Hände weg von säurehaltigen Säften.

Bei akuten Beschwerden helfen Ihnen kurzfristig folgende Anwendungen:

- Die ganz fein gemahlenen Tonmineralien der Heilerde können überschüssige Magensäure binden. Gleichzeitig verdickt die aufquellende Tonerde den Stuhl und wirkt so Durchfall entgegen. Darüber hinaus hemmt Heilerde die Aktivität von Bakterien und kann an ihre große Oberfläche gesundheitsschädliche Substanzen binden. Auch langfristig kann Heilerde helfen. Nehmen Sie 1 bis 2 EL in Wasser oder Tee vor den Hauptmahlzeiten ein, das sorgt für die Beseitigung oder Linderung von Funktionsstörungen im Magen-Darm-Trakt.
- Wenn Ihr Sodbrennen durch zu stark gewürztes Essen hervorgerufen wurde, hilft Ihnen ein Tee aus getrockneten Blättern des Annattostrauchs.
- Ein Kartoffelpresssaft, den es auch als Fertigpräparat gibt, hilft ebenfalls.

!

Trinken Sie vor dem Essen Saft aus rohen Kartoffeln.

Halten die Beschwerden länger an, so haben Sie folgende Möglichkeiten:

- Trinken Sie eine oder auch mehrere Tassen ungezuckerten Kräutertee mit Kamille, Melisse oder Schafgarbe. Kamille und Schafgarbe wirken zusätzlich entkrampfend, ebenso Fenchelsamen und Spitzwegerich.
- Getrockneter Süßholzwurzelsaft gemeinsam mit Kalziumkarbonat und Magnesiumoxid dient als mild wirkendes Arzneimittel.
- Kurkuma in Pulverform oder als alkoholischer Trockenextrakt hilft bei schwierigeren Fällen, bei leichten Problemen können Sie die Speisen damit würzen oder dies generell zusätzlich anwenden.
- Wacholderbeeren und Wacholderbeeröl gelten ebenfalls als hilfreich.

- Aus Liebstöckelwurzeln (Liebstöckel, Maggikraut) können Sie einen Tee bereiten, der gegen Sodbrennen hilft.

Die Gastro-Liga (siehe „Adressen“) empfiehlt außerdem stressabbauende Verfahren wie Hypnose, die bei einzelnen Patienten das Sodbrennen bessern.

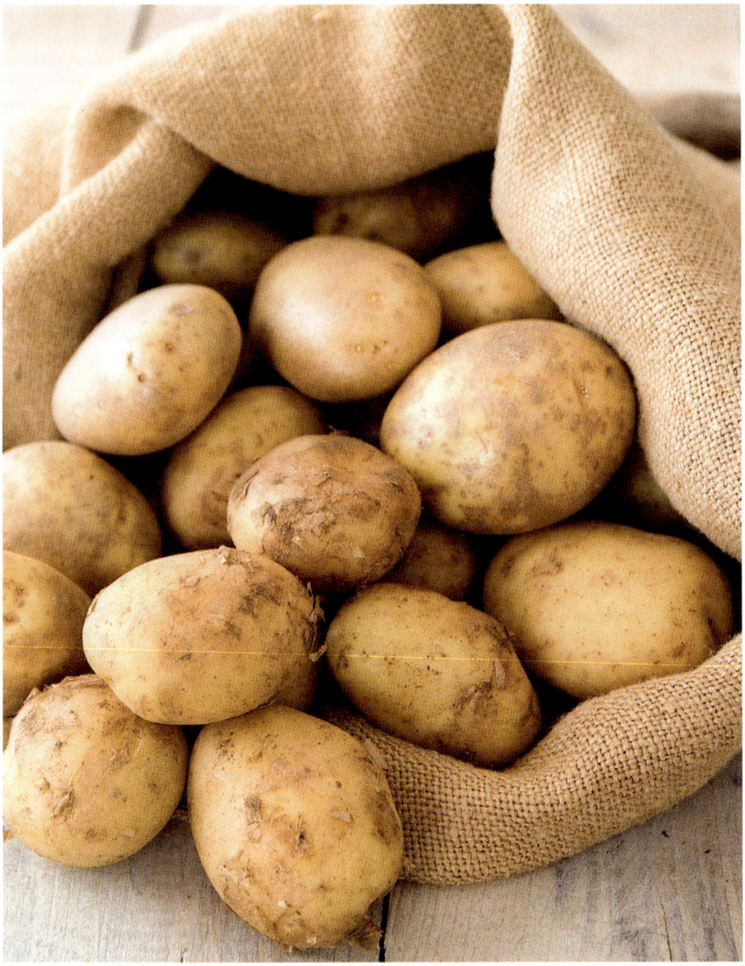

Kartoffelpresssaft können Sie selbst herstellen oder als Fertigpräparat kaufen.

!

Antioxidanzien sind Mittel, die die selbstständig erfolgende Oxidation von Lebensmitteln verhindern sollen.

Übelkeit

Unter Übelkeit versteht man ein unangenehmes Gefühl in der Magengegend, das oft mit Brechreiz oder sogar Erbrechen verbunden ist. Sie kann viele unterschiedliche Ursachen haben, z. B. eine Infektion des Magen-Darm-Trakts mit Krankheitserregern, zu viel Essen, die Einnahme unverträglicher Medikamente, eine Unterzuckerung, Stress bzw. psychische Belastung, Menstruation, Chemotherapie, Schwangerschaft, niedriger Blutdruck bis hin zur Reisekrankheit. Auch bestimmte Zusatzstoffe, die z. B. als Antioxidans eingesetzt werden – wie Schwefeldioxid – können bei empfindlichen Menschen Übelkeit hervorrufen. Meist klingt die Übelkeit von alleine wieder ab.

Wann sollten Sie zum Arzt gehen?

!

Achtung bei Schmerzen im Oberkörper!

Dauert die Übelkeit trotz der natürlichen Behandlung (siehe unten) länger als 24 Stunden an oder treten gleichzeitig Schmerzen im Oberkörper oder in den Armen auf, sollten Sie sofort zum Arzt gehen, um einen Herzinfarkt auszuschließen. Dieser sucht die Ursache und behandelt die Grunderkrankung.

… natürlich behandeln

Es gibt zahlreiche Möglichkeiten, Übelkeit natürlich zu behandeln, so nützt als alternative Behandlungsmöglichkeit laut Stiftung Warentest sogar Akupunktur.

Wenn Sie sich mit einem Virus oder mit Bakterien infiziert haben, hilft der vorübergehende Verzicht auf Nahrung. Haben Sie zu viel gegessen, kann Ihnen ein Magentee helfen. Während einer Schwangerschaft kann die häufigere Zufuhr kleinerer Nahrungsmengen anstelle von drei Hauptmahlzeiten Erleichterung bringen. Bei Unterzuckerung – was in der Regel nur bei Diabetikern vorkommt – muss sofort etwas Traubenzucker gegessen werden. Liegt es am niedrigen Blutdruck, dass Ihnen übel ist, kann dem Körper die Zufuhr von etwas Kochsalz (z. B. durch das Trinken von Brühe) helfen. Bleibt die Übelkeit über einen längeren Zeitraum bestehen (z. B. infolge von Medikamenteneinnahme), müssen Sie auf unverträgliche Lebensmittel verzichten, unter Umständen müssen Sie die Ernährung sogar umstellen, z. B. auf eine leichte Vollkost.

!

Manchmal hilft es, an Lavendel- oder Anisöl zu schnuppern.

Auch folgende Heilkräuter, Arzneipflanzen und Gewürze können Ihnen helfen:

- Ingwer enthält ätherische Öle und Bitterstoffe. Damit hilft das Gewürz bei Übelkeit, jedoch nicht bei Schwangerschaftserbrechen.
- Gut sind auch Teeaufgüsse aus Pflanzen, die Bitterstoffe enthalten, wie Tausendgüldenkraut, kombiniert mit beruhigenden Heilpflanzen, z. B. Melisse oder Fenchel. Bei Fenchel

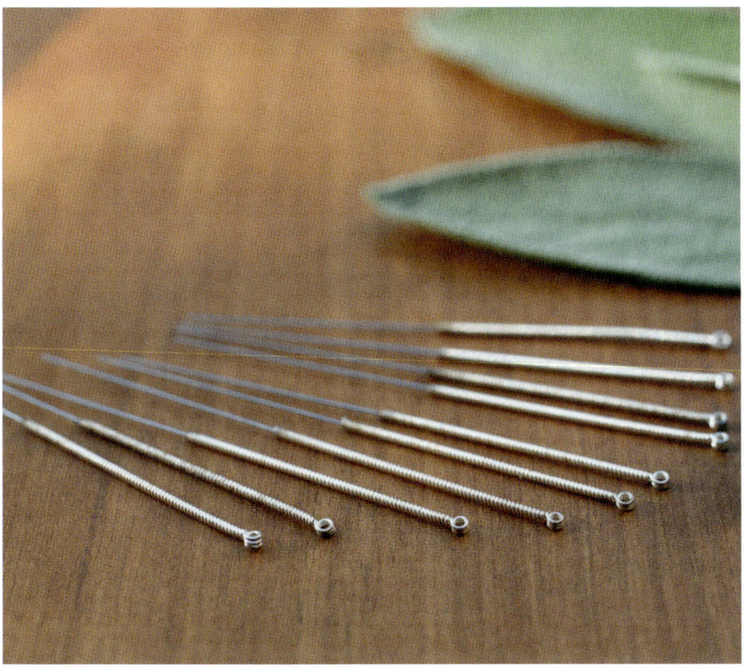

Laut Stiftung Warentest hilft Akupunktur gegen Übelkeit.

nutzt man die Samen des Gewürzfenchels, bei der Pfefferminze die Blätter.

- Muskat wirkt nicht nur verdauungsfördernd, das Gewürz hilft auch bei Übelkeit. Es ist daher Bestandteil verschiedener Magenmittel.
- Die Bitterstoffe der Artischockenblätter und -wurzeln helfen bei Übelkeit ebenfalls sehr gut, am besten als Frischpflanzenpresssäfte, Teeaufguss oder wässrige Extrakte. Übergießen Sie klein geschnittene Artischockenblätter mit heißem Wasser und lassen Sie diese 10 Minuten stehen. Dieser „Sud" hilft, wenn Sie ihn vor den Mahlzeiten trinken.
- Auch Sangre de Drago, der Saft eines Baumes, der in den Regenwäldern Südamerikas wächst, wird von den dort lebenden indigenen Völkern bei Übelkeit eingesetzt.

Hat die Übelkeit mit diesen Hilfen wieder etwas nachgelassen, empfiehlt sich eine leichte Aufbaukost wie Zwieback und schwach gewürzte Gemüsebrühe mit Haferflocken.

Erbrechen

!

Der Körper hilft sich mit dem Erbrechen selbst.
Gefahr: Flüssigkeitsverlust!

Haben alle natürlichen Heilmethoden nicht geholfen und Sie müssen sich übergeben, gibt es wenig Möglichkeiten, steuernd einzugreifen.

Wann sollten Sie zum Arzt gehen?

Wenn Sie heftig erbrechen müssen, ohne die Ursache zu kennen, sollten Sie auf jeden Fall ärztliche Hilfe in Anspruch nehmen. Ebenso wenn das Erbrechen länger als 1 bis 2 Tage anhält, wenn Sie Blut erbrechen oder das Erbrechen von hohem Fieber begleitet wird.

Der Arzt gibt Ihnen Medikamente gegen Erbrechen, die zusätzlich die Entleerung des Magens fördern. Leider treten häufig Nebenwirkungen wie Schwindel und Müdigkeit auf.

... natürlich behandeln

- Kamillentee hilft bei Brechreiz. Müssen Sie sich dennoch übergeben, sollten Sie anschließend viel trinken, um den Flüssigkeits- und Mineralstoffverlust auszugleichen. Dafür sind Mineralwasser und Kräutertees gut geeignet.
- Auch Kurkuma hilft hier in Pulverform oder als alkoholischer Trockenextrakt.
- Bei Erbrechen nach Chemotherapie, Operationen oder während der Schwangerschaft empfiehlt die Stiftung Warentest auch Akupunktur.

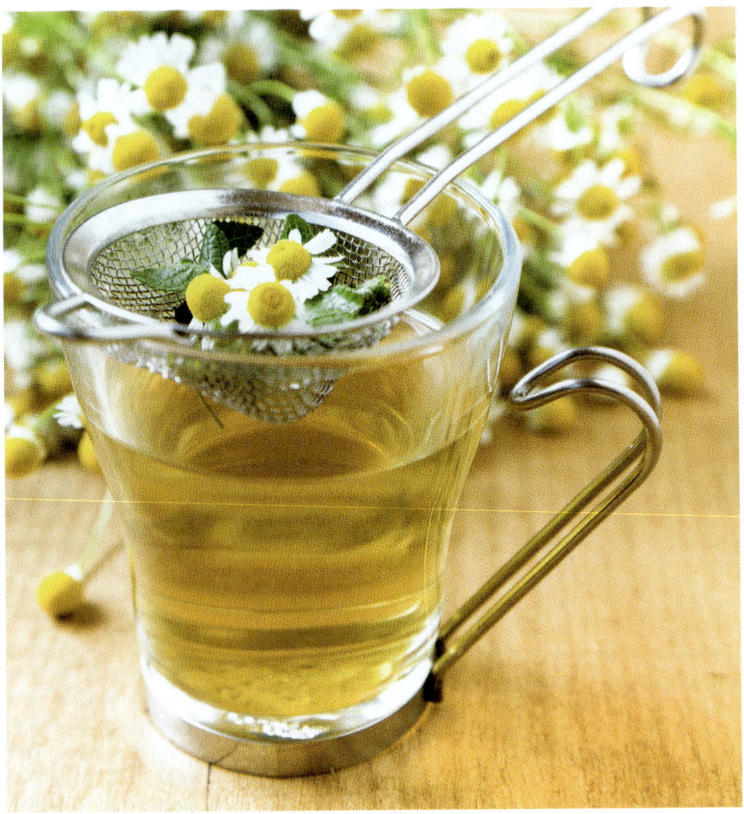

Kamillentee hilft bei Brechreiz.

Magenbeschwerden

!

Reizmagen: Oberbauchbeschwerden ohne erkennbare organische Störung.

Reizmagen

Bei einem Reizmagen, auch funktionelle Dyspepsie genannt, treten Beschwerden wie Völlegefühl, Magenschmerzen, Schmerzen im Oberbauch, Erbrechen, Übelkeit, Sodbrennen und häufiges Aufstoßen auf. Als Auslöser werden Nahrungsmittelunverträglichkeiten, Nahrungsmittelallergien und psychische Einflüsse diskutiert. Man vermutet, dass der Vagusnerv den Magen bei Stress zur verstärkten Produktion von Magensaft anregt. Eventuell werden auch die Bewegungen des Magens verlangsamt. Dies führt zu Missempfindungen im Bauchraum.

Eine Reizung des Magens kann auch durch Zusatzstoffe hervorgerufen werden. Dies ist zum Beispiel bei hohen Dosen des Antioxidationsmittels Zinn-(II-)chlorid (E 512) bekannt.

Wann sollten Sie zum Arzt gehen?

Sie sollten einen Arzt aufsuchen, wenn Schmerzen im linken Oberbauch auftreten (Verdacht auf Bauchspeicheldrüsenentzündung), die Schmerzen länger andauern oder der Bauch hart und verspannt ist.

… natürlich behandeln

In der Regel lassen die Beschwerden nach, wenn die seelischen Belastungen reduziert werden können. Im Hinblick darauf überrascht es nicht, dass die Stiftung Warentest auch die Behandlung mit der Hypnotherapie (siehe S. 89) für geeignet hält.

Bis diese Methoden umgesetzt sind, helfen Ihnen folgende Maßnahmen:

- Verzichten Sie soweit irgend möglich auf Kaffee, Alkohol sowie auf das Rauchen.
- Anstelle weniger großer Mahlzeiten sollten Sie besser 5 bis 7 kleine zu sich nehmen.

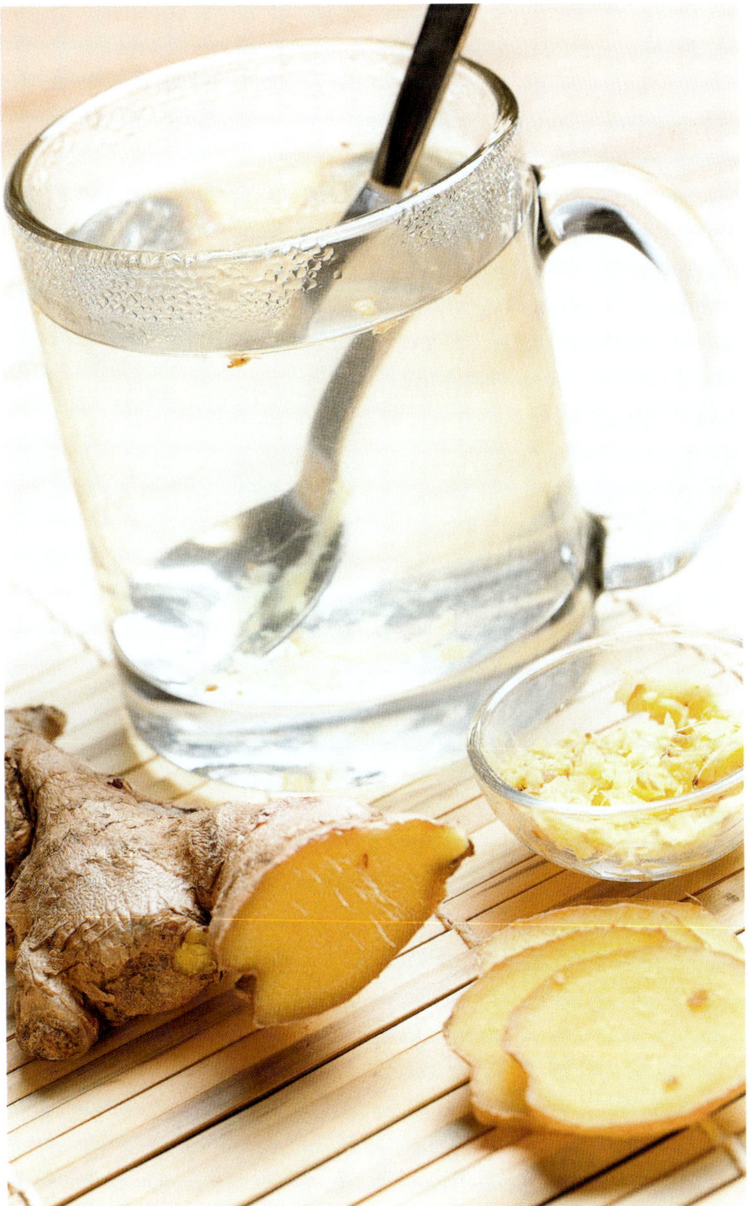

Frische Ingwerwurzel in Stückchen schneiden und mit heißem Wasser übergießen. Der Tee lindert Magenbeschwerden.

- Meiden Sie schwer verträgliche Lebensmittel und Getränke.
- Erhöhen Sie möglichst die Zufuhr von Ballaststoffen.
- Reduzieren Sie gegebenenfalls den Fettgehalt der Nahrung auf einen Anteil von höchstens 30 Prozent des Energiegehalts.
- Essen Sie eine Haferschleimsuppe.
- Viele Pflanzen können in Form von Teeaufgüssen und Frischpflanzenpresssäften funktionelle Magenbeschwerden lindern. Wirksam sind hier Heilkräuter, die ätherische Öle, Aromen und Bitterstoffe enthalten, die die Motorik anregen, krampflösend und antibakteriell wirken. Welche Arzneipflanzen geeignet sind, hängt von den jeweiligen Symptomen ab.
- So helfen diejenigen gegen Blähungen, die viele ätherische Öle enthalten. Dazu gehören Anis, Fenchel, Kümmel, Koriander, Pfefferminze und Kamille.
- Wenn Sie unter Krämpfen leiden, helfen Kamille, Schafgarbe und Zimt. Hopfen, Melisse und vor allem Lavendel sind bei nervösen Reizzuständen ideal. Manchmal bessern auch Weißkohlsaft und geschrotete Leinsamen die Beschwerden. Auch die Artischocke kann helfen.
- Die Öle und Harze des Ingwers regen den Magen an und fördern die Verdauung. In einigen asiatischen Ländern stellt man aus Ingwer ein Medikament gegen Magenschmerzen her. Ein Tee aus dem Absud frischer Knollenstückchen einige Tage getrunken, soll zumindest die Magenschmerzen bessern.
- Ebenso kann aufgelöstes Heilerdepulver helfen. Das gibt es auch in Kapseln.

!

Gastritis tritt mit höherem Lebensalter zunehmend auf.

Magenschleimhautentzündung

Als Gastritis bezeichnet man eine Entzündung der den Magen auskleidenden Schleimhaut. Sie kann akut auftreten oder dauerhaft, also chronisch sein und ist durch Schäden an der Magenschleimhaut gekennzeichnet. Die Diagnose kann nur mithilfe feingeweblicher (histologischer) Untersuchungen gestellt werden, wofür eine Magenspiegelung erforderlich ist.

Man unterscheidet drei Formen der Gastritis:

- Die Autoimmunerkrankung Typ-A-Gastritis kommt nicht besonders häufig vor. Hier werden Antikörper gegen die Belegzellen des Magens und den sogenannten Intrinsic-Factor gebildet. Das Resultat ist eine verminderte Aufnahme von Vitamin B_{12} und nach längerer Krankheitsdauer eine Blutarmut. Das Vitamin muss auf Dauer gespritzt werden.
- Mehr als 90 Prozent der Erkrankten leiden unter der Typ-B-Gastritis (siehe unten).
  Typ-A- und Typ-B-Gastritis verursachen eine erhöhte Anfälligkeit gegenüber Magenkrebs aufgrund einer verminderten Produktion von Salzsäure.
- Die Typ-C-Gastritis wird durch Zufuhr gesundheitsschädlicher Substanzen wie Alkohol, Medikamente (z. B. Cortison), Bakteriengifte und Zigarettenrauch hervorgerufen.

Ursachen: Eine Gastritis entsteht immer dann, wenn ein Ungleichgewicht zwischen schleimhautschützenden (z. B. Schleim- und Bicarbonatsekretion) und -schädigenden Mechanismen (wie verminderte Schleimhautdurchblutung, bakterielle Infektion) vorliegt. Dabei entsteht die akute Form häufig durch die Einwirkung von schleimhautschädigenden Substanzen. Außerdem können Traumata (z. B. Verbrennungen) oder andere schwere Erkrankungen (z. B. Kreislaufschock) die Ursache sein. Auch eine Sonderform kennt man: Die Ätzgastritis tritt nach Aufnahme starker Säuren oder Laugen auf.

> !
> Die Therapie richtet sich nach der zugrunde liegenden Ursache.

Beseitigt man die auslösende Grunderkrankung, so heilt die akute Gastritis in der Regel ohne bleibende Schäden ab.

Die **Symptome** einer akuten Gastritis sind Schmerzen im Oberbauch, Übelkeit, Aufstoßen, Erbrechen, Unwohlsein, Appetitlosigkeit, Blähungen und andere Verdauungsprobleme, selten auch Magenblutungen.

Typ-B-Gastritis Auslöser einer chronischen Magenschleimhautentzündung oder Typ-B-Gastritis ist das Bakterium Helicobacter pylori. Dieser Krankheitserreger siedelt sich vor allem unter dem Schleim der Magenschleimhaut an und kann chronische Magenschleimhautentzündung, Zwölffingerdarm- und Magengeschwüre bis hin zu Magenkrebs hervorrufen. Übertragen wird der Erreger vermutlich von Mensch zu Mensch oder über mit menschlichem Stuhl verunreinigte Lebensmittel. Nicht immer ruft er Erkrankungen hervor. Man geht sogar davon aus, dass weltweit etwa jeder Zweite den Keim im Magen hat. Nur 10 bis 15 Prozent davon entwickeln Magengeschwüre.

!

Sie kann auch ohne Beschwerden verlaufen.

Die **Symptome** sind Schmerzen im Oberbauch sowie Völle- und Druckgefühl in der Magengegend nach dem Essen.

Wann sollten Sie zum Arzt gehen?

Wenn Sie mehrere der oben genannten Symptome einer akuten Gastritis (siehe S. 61) an sich beobachten, sollten Sie einen Arzt aufsuchen. Bei der Typ-B-Gastritis besteht ein erhöhtes Risiko, an einem Magen- oder Zwölffingerdarmgeschwür sowie an Magenkrebs zu erkranken.

Wenn Sie durch den Erreger krank werden, geben Ihnen Ärzte Medikamente, die die Bildung von Magensäure hemmen, sowie Antibiotika. Da gegen letztere zunehmend Resistenzen (Unempfindlichkeiten) vorliegen, wird vorab getestet, ob das Medikament überhaupt wirkt. Außerdem sollten Sie untersuchen lassen, ob Sie an einem Vitamin-B_{12}-Mangel leiden, um dann das Vitamin gegebenenfalls intravenös zuzuführen. Davon abgesehen wird an einer Impfung gegen das Bakterium gearbeitet.

... natürlich behandeln

Als Ernährung empfiehlt man heutzutage auch bei Helicobacter-Befall die leichte Vollkost. Das bedeutet im Endeffekt nur, dass Sie die Lebensmittel, die Sie nicht vertragen, meiden sollten.

Bei einer akuten Magenschleimhautentzündung legen Sie sich am besten 1 bis 2 Tage ins Bett und verzichten vorübergehend auf Nahrung, v. a. bei Erbrechen. Trinken Sie danach ausreichend, z. B. Kamillentee. Auch alkoholische Tropfen der Deutschen bzw. Gemeinen Kamille helfen. Anschließend beginnen Sie am besten mit einer leichten Kost, die auf mehrere kleine Mahlzeiten aufgeteilt wird. Auf Alkohol sollten Sie verzichten.

!

Im akuten Zustand legen Sie sich 1 bis 2 Tage ins Bett.

Eine Reihe von Arzneipflanzen, Tees und Heilkräutern sind außerdem dafür bekannt, die Schleimhaut zu schützen, die Entzündung zu hemmen und Krämpfe zu beheben:

- Schleimzubereitungen aus gekochten Leinsamen puffern gut, das heißt, sie sorgen dafür, dass der Mageninhalt nicht zu sauer wird, und sie haben eine entzündungswidrige Wirkung. Außerdem haben sie einen Schutzeffekt auf die Magen-Darm-Schleimhäute.
- Alkoholische Schafgarbenzubereitungen (als Tinktur, Fluidextrakte) helfen ebenfalls, wenn sie verdünnt angewendet werden.
- Eibisch, Schafgarbe und Pfefferminze: Sie können daraus einen Tee zubereiten, erhältlich sind sie aber auch als Einzel- oder Kombinationspräparate.
- Die Süßholzwurzel kennen viele als Lakritze. Ihrem Inhaltsstoff Glyzyrrhicin wird eine positive Wirkung bei akuter Magenschleimhautentzündung und eine vorbeugende gegen die chronische Form nachgesagt. Dies liegt vermutlich daran, dass Glyzyrrhicin gegen Bakterien und Viren wirkt und so die Schleimhaut vor der Besiedlung mit Helicobacter pylori schützt.

- Eine Einnahme von Cranberry hat gegenüber einer konventionellen Therapie mit einem Antibiotikum den Vorteil, zu keiner Resistenzentwicklung zu führen und die gesunde Darm- und Vaginalflora nicht zu beeinträchtigen. Wissenschaftliche Ergebnisse bestätigen die Wirkung der Beeren auf Helicobacter. Dies muss allerdings noch durch klinische Studien bestätigt werden. Cranberry-Saft hat sich jedenfalls als sinnvolle Ergänzung der antibiotischen Therapie bei Helicobacter-Infektionen erwiesen. Sie bekommen die getrockneten Beeren manchmal im Supermarkt, tiefgefroren auch in Bioqualität im Bioladen bzw. Naturkostfachhandel.

Beschwerden durch zu wenig Verdauungssäfte

Mangelnder oder verzögerter Fluss der Verdauungssäfte kann zu lästigen und schmerzhaften Verdauungsstörungen führen. Arzneipflanzen, die die stärkere Durchblutung der Schleimhäute fördern, sind wegen ihrer raschen und zuverlässigen Wirkung seit Jahrhunderten bewährt.

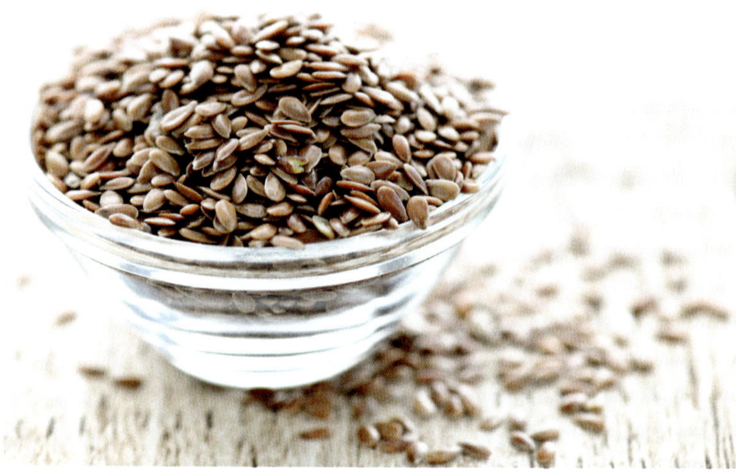

Schleimzubereitungen aus gekochten Leinsamen puffern gut und sorgen so dafür, dass der Mageninhalt nicht zu sauer wird.

... natürlich behandeln

Wenn die Bildung von Verdauungsenzymen gestört ist, helfen natürliche Bitterstoffe nachgewiesenermaßen. Beachten Sie, dass Sie die Mittel immer eine halbe Stunde vor den Mahlzeiten einnehmen müssen, da ihre Wirkung in der Regel erst danach einsetzt.

!

Mittel vor den Mahlzeiten einnehmen.

- Enzianwurzel fördert klinisch nachgewiesen die Speichel- und Magensaftproduktion sowie eine erhöhte Gallesekretion. Damit sind eine Anregung des Appetits und eine stärkere Durchblutung der Schleimhäute von Magen und Darm verbunden. Auch eine Beschleunigung der Magenentleerung, Förderung der Aufnahme von Nahrungsbestandteilen vom Darm in die Blutbahn und eine Stimulierung der Dünndarmmotorik gehören zu ihrem Wirkungsspektrum. Dies kommt dadurch zustande, dass die Wirkstoffe durch den direkten Kontakt mit den entsprechenden Schleimhäuten in Magen und Darm über die Blutbahn zu den Organen gelangen, auf die sie eine Wirkung ausüben. Außerdem führen Bitterstoffe bei Kontakt mit bestimmten Zellen der Zunge zu der Geschmacksempfindung bitter. Durch diesen Nervenreiz in den sogenannten Geschmacksknospen am Zungengrund erfolgt eine Stimulierung der Enzymproduktion von Magen und Darm.
- Auch die Samen des Bitterfenchels regen die Bildung der Verdauungssäfte an.
- Hopfenzapfen und vor allem die Hopfendrüsenschuppen enthalten Bitterstoffe, die sekretionsanregend auf die Verdauungsorgane wirken.

Zu wenig Speichel

Normalerweise bildet der Mensch automatisch 1 bis 2 Liter Speichel täglich. Ein Mangel führt zu Trockenheit im Mund, wodurch das Essen im Rachen stecken bleiben kann. Verschiedene Kräuter und Gewürze kurbeln die Speichelproduktion an.

... natürlich behandeln

- Verschiedene Gewürze wie Pfeffer, Chili, Curry, Paprika und Senf erhöhen die Aktivität der Amylase (Enzym, das für die Zerkleinerung der Kohlenhydrate zuständig ist) und die Speichelproduktion im Mund.
- Den Speichelfluss können Sie auf natürliche Art mit Tausendgüldenkraut steigern. Sein bitterer Geschmack stimuliert praktisch alle an der Verdauung beteiligten Drüsen und Organe. Damit ist auch eine bessere Verdauung verbunden.
- Außerdem regen die Bitterstoffe von Artischocken, Hopfen, Enzian, Endivie, Chicorée und Löwenzahn die Bildung von Speichel an. Das hat eine positive Wirkung bei Magen- und Darmerkrankungen – u. a. ein Grund dafür, dass sie von jeher in Bier, Likör und Aperitifs enthalten sind.
- Der brennende Geschmack des Pfeffers regt ebenfalls die Speichelsekretion an, steigert damit auch den Appetit und fördert die Verdauung. Zu viel davon reizt allerdings die Schleimhäute von Mund und Magen.

!

Das Tausendgüldenkraut hat einen bitteren Geschmack und stimuliert eine bessere Verdauung.

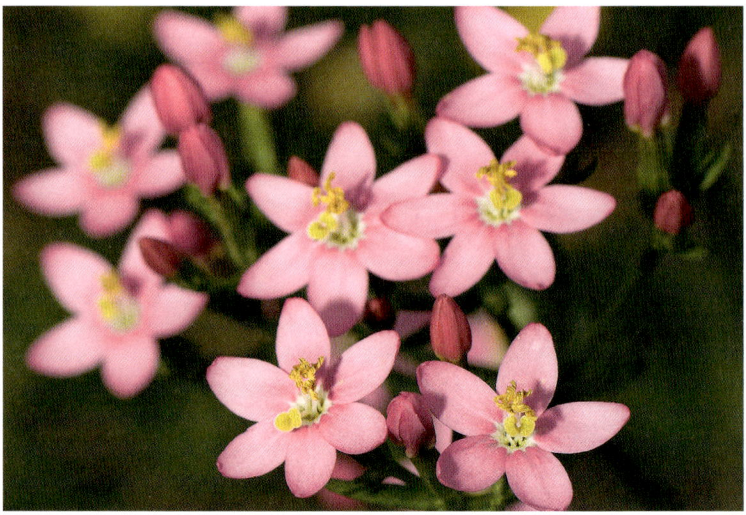

Tausendgüldenkraut steigert den Speichelfluss.

Zu wenig Magensaft und Galle

Wenn nicht genügend Magensaft hergestellt und ausgeschüttet wird, ist in der Regel eine chronische Magenschleimhautentzündung (siehe S. 62) schuld, durch die die magensaftbildenden Zellen geschädigt werden. Meist ist das für die Gesamtverdauung der Nährstoffe ein größeres Problem.

Wichtig ist, dass genügend Intrinsic-Factor gebildet wird, denn dieses Protein ist für die Aufnahme von Vitamin B_{12} erforderlich. Wird zu wenig davon gebildet, muss das Vitamin gespritzt werden, um einem Mangel vorzubeugen.

Es gibt zahlreiche Möglichkeiten, der Bildung von Magensaft oder Galle auf natürlichem Weg nachzuhelfen.

!

Die Magensaft produzierenden Zellen von Senioren können oft nicht genug Magensaft bilden.

... natürlich behandeln

Heilkräuter, die sowohl die Magensaft- als auch Gallesekretion fördern:

- Die Chlorogensäure des Kaffees steigert die Salzsäureproduktion im Magen. Seine Röststoffe wirken stimulierend auf den Magen-Darm-Trakt und das Leber-Galle-System.
- Volksmedizinisch werden Aloe und Aloeextrakt in niedrigen Dosierungen als bitteres Magenmittel und zur Förderung der Gallesekretion empfohlen.
- Ebenso wirken die Bitterstoffe des Löwenzahns.
- Pfefferminze fördert die Verdauung, darüber hinaus unterstützt sie die Magenentleerung.
- Die Blätter des Rosmarins und das daraus gewonnene Öl wirken sekretionsfördernd bei Magen- und Gallebeschwerden. Kochen Sie dafür einen Tee aus einem gehäuften Teelöffel zerkleinerter Rosmarinblätter in ¼ Liter Wasser, lassen Sie den Tee nur kurz aufkochen. Stärker soll allerdings Rosmarinwein wirken, den man entsprechend der Erfahrungsheilkunde trinken kann, um die Gallen- und Magensaftproduktion zu erhöhen.

!

Rosmarin kann zu Tee verarbeitet werden und wirkt auch als Gewürz in vielen Speisen verdauungsfördernd.

!

Fertige Magentees sind in der Apotheke erhältlich.

Heilkräuter, die die Magensaftsekretion anregen:

- Magentees aus Heilpflanzen wie Artischocken, Tausendgüldenkraut, Enzianwurzel (gibt es auch als Tinkturen und Tabletten in der Apotheke), Hopfen, Endivie, Chicorée und Schafgarbenkraut enthalten Bitterstoffe, die die Ausschüttung von Magensaft anregen. Einige davon sind auch Bier, Likör und Aperitifs beigefügt.
- Auch Kümmel, Pfeffer und die Bitterstoffe des Salbeis sowie des Tausendgüldenkrauts regen die Magensaftsekretion an. Salbei wird in Form der Salbeitinktur (mit Wasser verdünnt), als -presssaft oder -tee angewendet.

Wird nicht genügend Galle gebildet, können Sie auf mittelkettige Triglyceride (MCT) zurückgreifen, die auch ohne Galle aufgenommen werden können. Sie bestehen aus nur 6 bis 12 Kohlenstoffatomen anstelle der 18 bis 20 Atome in den üblichen Fetten. Im Gegensatz zu den langkettigen, können diese im Darm auch dann aufgenommen werden, wenn die emulgierenden Gallensäuren oder fettspaltenden Enzyme fehlen. Bei Fettaufnahmestörungen, wie sie bei einer mangelnden Galleproduktion oder einer Bauchspeicheldrüsenentzündung auftreten, hilft diese Maßnahme.

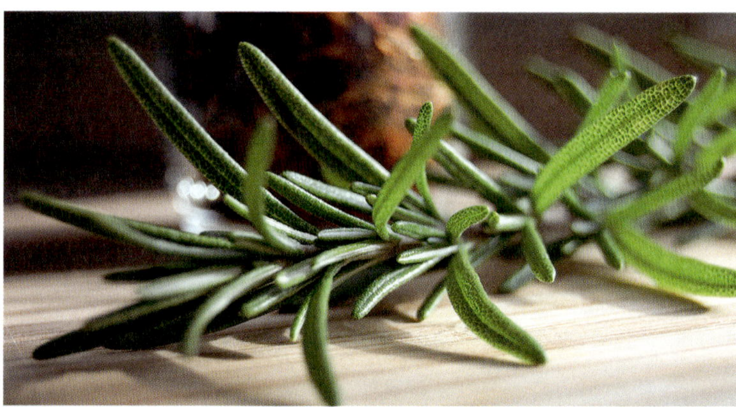

Rosmarin macht Speisen „bekömmlicher".

Mittelkettige Triglyceride finden Sie z. B. in Milch und ihren Erzeugnissen. Bevorzugen Sie im Krankheitsfall Milch mit dem natürlichen Fettgehalt, denn damit kann eine ausreichende Fettaufnahme gewährleistet werden. Auch im Reformhaus und in der Apotheke erhalten Sie spezielle Lebensmittel mit MCT-Fetten, z. B. Käse, Aufstriche, Öle und Fertigprodukte.

!

Milch regt die Magensaftsekretion an.

Zusätzlich benötigen Sie dennoch die lebensnotwendigen langkettigen ungesättigten Fettsäuren, wie die Omega-3-Fettsäuren, in ausreichender Menge (tierisch vorwiegend in Fisch, pflanzlich vor allem in Lein-, Walnuss- und Rapsöl).

Heilkräuter, die die Galleproduktion anregen:

- Die Wurzel des Löwenzahns hat generell einen positiven Einfluss auf die Leber- und Gallefunktion.
- Auch Samen des Bockshornklees als Tee oder Pulver und Boldoblätter als Teeaufguss regen die Galleproduktion an, ebenso die Pfefferminze und Anisfrüchte, der Arzneiknoblauch aus Osteuropa oder China und die Bitterstoffe des Schafgarbenkrauts.
- Artischockenblätter und -wurzeln enthalten Bitterstoffe, Cynarin, Chlorogensäure und damit verwandte Verbindungen, die nachweislich die Gallebildung und damit die Fettverdauung fördern. Dafür verwenden Sie sie am besten als Teeaufguss.
- Für Kurkuma und ihre charakteristische Einzelstoffe, die Curcuminoide sowie ihr ätherisches Öl, ist eine choleretische, d. h. galletreibende Wirkung beschrieben worden – als Gewürz, in Pulverform oder als alkoholisches Trockenextrakt.
- Aus dem ätherischen Öl des Lavendels werden sogenannte Gallentees hergestellt, die ebenfalls die Gallesekretion stimulieren.
- Mexican Yam wirkt galletreibend und ist zusätzlich mit leberschützenden Substanzen ausgestattet.

Bauchspeichel

Erkrankungen der Bauchspeicheldrüse führen u. a. zu einer gestörten Fettverdauung. Der Körper verfügt dann über zu wenig Antioxidantien, da zum Beispiel Betacarotin und Vitamin E zu den fettlöslichen Vitaminen gehören und nur bei ausreichend fetthaltiger Nahrung verwertet werden können. Eine ungenügende Arbeit der Bauchspeicheldrüse kann bei einer teilweisen Entfernung des Organs oder einer chronischen Bauchspeicheldrüsenentzündung auftreten. Infolgedessen kommt es zu einem Mangel an den zugehörigen Enzymen, und die entsprechende Nahrung kann nicht mehr ausreichend verdaut und aufgenommen werden.

Symptome: Gewichtsverlust, Störung des Allgemeinzustands, vermehrte Fettausscheidung mit dem Stuhl, Schmerzen im Oberbauch, evtl. Typ-2-Diabetes.

!

Auch die Insulinbildung kann gestört sein.

Durch die verringerte Aktivität der Bauchspeicheldrüse kann es zu Insulinmangel kommen. Und wird zu wenig Insulin abgegeben, kann der Körper den zugeführten Zucker nicht mehr verwerten. Die Zellen bekommen keine oder weniger Glukose zur Energiegewinnung, der Blutzuckerspiegel im Blut bleibt hoch bzw. steigt an. Gleichzeitig mit dem Zucker werden aber auch große Flüssigkeitsmengen abgegeben und mit ihnen Mineralstoffe. Dies kann zur Austrocknung führen.

Insulinmangel kann zusätzlich zu einer Fettstoffwechselstörung führen, die ihrerseits wieder zu einer Azidose (Übersäuerung) führt. Dies kann im Extremfall auch ein diabetisches Koma bedingen.

Zunächst kann ein geringfügiger Insulinmangel allein mit einer Ernährungs- und Lebensumstellung (körperliche Bewegung) behandelt werden. Zuerst sollte versucht werden, den Blutzuckerspiegel natürlich zu senken. Nimmt der Insulinmangel zu, muss das Hormon gespritzt werden.

Wann sollten Sie zum Arzt gehen?

Bei Problemen mit der Bauchspeicheldrüse ist immer ärztliche Hilfe nötig. Hier können Sie nur unterstützend eingreifen.

Falls Diabetes auftritt, muss der Insulinmangel behoben werden. Eine Möglichkeit ist es, Sulfonylharnstoff einzusetzen, der eine blutzuckersenkende Wirkung hat. Da bei dieser Therapie die Gefahr einer Unterzuckerung besteht, müssen die Patienten darin geschult werden, diese zu erkennen und einen reglementierten Mahlzeitenplan einzuhalten. Das geht nur mit ärztlicher Unterstützung.

… natürlich behandeln

Leider gibt es keine Diät, die eine Erkrankung der Bauchspeicheldrüse heilen kann. Ziel der Behandlung ist, den Körper mittels leicht verdaulicher Kost mit allen nötigen Nährstoffen zu versorgen, um so auch einem Gewichtsverlust vorzubeugen. Die Drüse entlasten Sie am besten durch Zufuhr der benötigten Enzyme, die Sie vom Arzt verschrieben bekommen.

!

Vermeiden Sie einen Gewichtsverlust.

- Die Wurzeln und Rhizome der Engelwurz enthalten das krampflösende Angelikaöl und Bitterstoffe, die die Produktion von Magen- und Bauchspeicheldrüsensaft anregen. Es gibt sie als Tee oder Tinktur, beides können Sie in gut sortierten Apotheken oder im Internet kaufen.
- Bei einem Mangel an fettabbauenden Enzymen ist eine sogenannte MCT-Kost empfehlenswert. Diese Fettsäuren müssen nicht durch Gallenflüssigkeit emulgiert werden, und auch die Pankreasenzyme (Lipasen) sind zu ihrer Aufnahme nicht erforderlich.
- Bei Insulinmangel hilft es, wenn Sie Kartoffeln durch Topinambur austauschen. Dabei handelt es sich um die kartoffelgroße Wurzelknolle einer in Nordamerika heimischen Sonnenblumenart, die lange Zeit an Stelle der Kartoffel gegessen wurde. Topinambur können Sie roh und gegart zu sich neh-

men. Sie schmeckt angenehm süßlich und enthält das nicht abbaubare Kohlenhydrat Inulin, sodass Sie kein oder wenig Insulin benötigen und der Blutzuckerspiegel nicht entgleist.

- Tannine hemmen unterschiedlich stark die Stärkeverdauung. Dadurch gelangt Traubenzucker bei der Verdauung verzögert in das Blut – der Blutzuckerspiegel steigt langsamer an, als dies normalerweise der Fall wäre. Tannine sind Gerbstoffe aus der Gruppe der Polyphenole, die in bedeutenden Konzentrationen in Hülsenfrüchten vorkommen, außerdem in Rotwein, Bier und Tee. Der Tanningehalt von Tee hängt von der Ziehzeit ab: Zieht er zu lange, bekommt der Tee durch sie einen bitteren Geschmack.
- Chrom ist Bestandteil des sogenannten Glukosetoleranz-Faktors (GTF), der für die maximale Wirkung von Insulin erforderlich ist. Man empfiehlt üblicherweise eine Zufuhr von 50 bis 200 Mikrogramm Chrom pro Tag. Die Fähigkeit, Chrom aufzunehmen, scheint mit zunehmendem Alter abzunehmen. Folgen eines leichten Chrommangels sind eine schlechte Kohlenhydratverwertung und Fettstoffwechselstörungen.

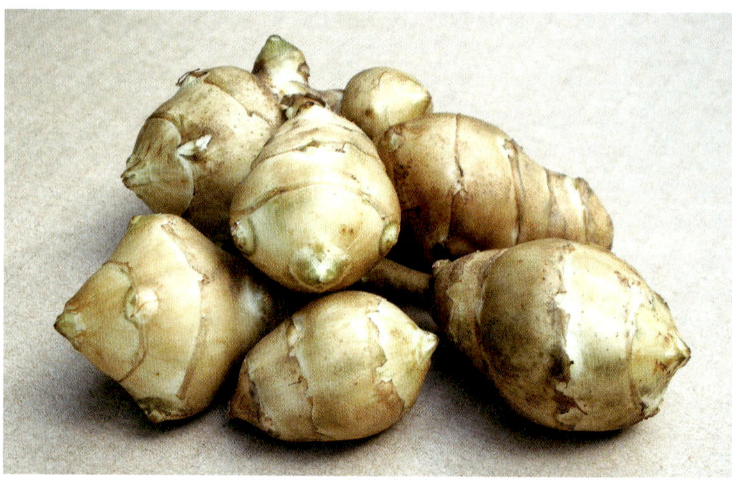

Bei Insulinmangel hilft es, wenn Sie Kartoffeln durch Topinambur austauschen.

Bei starkem Chrommangel ist mit einem erhöhten Blutzuckerspiegel und verminderter Glukosetoleranz bis hin zu Diabetes-ähnlichen Symptomen, Gewichtsverlust und Nervenleiden zu rechnen.

Magen- und Zwölffingerdarmgeschwüre

Beim Magengeschwür handelt es sich um eine entzündliche Erkrankung mit Bildung von gutartigen Wunden in der Magenschleimhaut und oft auch in den darunter liegenden Schichten der Magenwand. Geschwüre des Zwölffingerdarms kommen etwa 5-mal häufiger vor als Magengeschwüre.

!

Männer sind 4-mal häufiger betroffen als Frauen.

Ursache: Magengeschwüre entstehen durch die im Magensaft enthaltene Salzsäure, die normalerweise dafür zuständig ist, das inaktive Enzym Pepsinogen in das aktive, eiweißverdauende Pepsin umzuwandeln. Im Krankheitsfall greift dieses – entgegen seiner ursprünglichen Aufgabe – die Magenwand an. Voraussetzung für diese Vorgänge ist, dass die Schleimschicht, die die Magenwand bedeckt, geschädigt ist. Im gesunden Fall neutralisiert sie die Säure, sodass sie der Magenwand nichts anhaben kann. Oft ist das Magengeschwür die Folge einer chronischen Magenschleimhautentzündung. Außerdem können der Rückfluss vom Inhalt des Zwölffingerdarms in den Magen sowie eine geringe Erneuerungsrate der Magenschleimhaut Auslöser dieser Entwicklung sein.

Die Ursache des Magen- bzw. Zwölffingerdarmgeschwürs ist also im Grunde ein Missverhältnis zwischen schleimhautschützenden und -zerstörenden Faktoren. Außerdem spielt das Bakterium Helicobacter pylori bewiesenermaßen bei Zwölffingerdarmgeschwüren eine Rolle, bei Magengeschwüren gilt dies als sehr wahrscheinlich. Da jedoch nicht alle, die den Keim in sich tragen, ein Geschwür entwickeln, müssen weitere Ursachen in Betracht gezogen werden. Bekannt ist, dass ein hoher Kaffeeverbrauch, im Gegensatz zu anderen koffeinhaltigen Getränken,

!

Kaffee kann Magengeschwüre verursachen.

häufig ein Magengeschwür verursacht. Es wird vermutet, dass auch eine entsprechende Veranlagung dazu gehört.

Ebenso können Medikamente (z. B. nicht steroidale Antirheumatika), psychische Faktoren (depressive Grundhaltung, Stress), ein hoher Kochsalzkonsum, eine zu hohe Säurebildung, eine Störung der Magen-Darm-Peristaltik – und der dadurch bedingte Rückfluss von Gallenflüssigkeit –, eine verminderte Ausschüttung von neutralisierendem Bicarbonat oder Rauchen und eine dadurch bedingte Steigerung der nächtlichen Säuresekretion als Ursache infrage kommen.

!

Die Schmerzen strahlen bis in den Rücken.

Symptome für diese Erkrankung sind Schmerzen im Oberbauch, sowohl nüchtern als auch nach den Mahlzeiten. Auch Magenkrämpfe, eine Fettunverträglichkeit, Erbrechen, Völlegefühl und Sodbrennen können darauf hinweisen. Der Einfluss der Mahlzeiten ist unterschiedlich: Bei einem Patienten rufen sie Beschwerden hervor, bei dem anderen nicht. Ebenso können gar keine Beschwerden auftreten.

Wann sollten Sie zum Arzt gehen?

Zu den Komplikationen gehören der lebensgefährliche Durchbruch der Magenwand in die Bauchhöhle und bei starkem Blutverlust lebensgefährliche Magenblutung. Es können auch Blutungen auftreten, die gar nicht oder nur als schwarzer Stuhl zu erkennen sind. Außerdem treten Appetitlosigkeit, Nahrungsmittelunverträglichkeit und Erbrechen als Zeichen einer Abflussstörung oder einer ausgeprägten Narbenbildung auf. Die Schmerzen können bis in den Rücken ausstrahlen, wenn ein Geschwür durchbricht.

!

Magengeschwüre gehören in ärztliche Hände!

Selbstverständlich müssen Sie sich mit einem Magengeschwür in ärztliche Behandlung begeben. In der Regel erhalten Sie Medikamente, die die Salzsäureproduktion reduzieren oder direkt die Säure binden – die sogenannten Antazida. Ist das Bakterium Helicobacter pylori zumindest an der Krankheit beteiligt, werden

Antibiotika verordnet. Der Magendurchbruch muss chirurgisch behandelt werden. Die Magenblutung versucht man, medikamentös oder mithilfe von Laserstrahlen zu stoppen. Eventuell muss sogar der Magen teilweise entfernt werden.

... natürlich behandeln

Spezielle Diäten gibt es für die Erkrankung nicht, nur auf das Rauchen sollte verzichtet werden, da es die Magenschleimhaut angreift. Bei frischen Magengeschwüren sollten Sie auf scharf gewürzte Speisen und generell scharfe Gewürze verzichten. Kaffee (maximal 2 Tassen Kaffee – auch entkoffeinierten – pro Tag) und starken Schwarztee sollten Sie ebenfalls meiden. Empfehlenswert ist eine leichte Vollkost, das heißt, Sie können das essen, was Sie vertragen.

Im Gegensatz zu früher ist eine hohe Ballaststoffzufuhr erwünscht! Die hilft zwar nicht bei der Heilung, jedoch treten Rückfälle unter ballaststoffreicher Kost seltener auf. Grund dafür ist wohl die Bindung von Gallensäuren.

> !
> Essen Sie ballaststoffreich!

Falls Sie als Medikament sogenannte H2-Rezeptor-Antagonisten bekommen, sollten Sie auf eine Spätmahlzeit verzichten. Andernfalls wäre eine erhöhte Säureproduktion in der Nacht die Folge, die Säuremenge im Magen würde erhöht und damit die Heilung des Geschwürs verzögert.

- Studien zeigen, dass Gewürznelken bzw. die als Gewürz verwendeten getrockneten Blütenknospen, die in den Tropen weltweit kultiviert werden, die Ausheilung von Magengeschwüren positiv beeinflussen können und eine krebshemmende Wirkung besitzen.
- Der Shiitakepilz kommt in Ostasien vor und wächst auf Holz. Der Speisepilz wird sowohl getrocknet als auch frisch verwendet und in der fernöstlichen Medizin als Heilmittel bei Magengeschwüren eingesetzt.

!

Essen Sie nicht zu spät am Abend.

- Die Kamille (achten Sie auf die Bezeichnung Deutsche oder Gemeine Kamille) hat erwiesenermaßen eine Schutzfunktion bei Magengeschwüren. Das liegt an den schleimhautschützenden Eigenschaften der Schleimstoffe und den entzündungshemmenden Wirkungen ihrer Inhaltsstoffe sowie möglicherweise an den antibakteriellen Eigenschaften ihres ätherischen Öls.
- Eine hohe Zufuhr von mehrfach ungesättigten Fettsäuren, die vor allem in bestimmten Pflanzenölen (zum Beispiel Lein-, Raps- und Walnussöl) und Fisch enthalten sind, scheint sich günstig auf das Krankheitsbild auszuwirken. Aus ihnen werden im Körper bestimmte Prostaglandine gebildet. Sie fördern die Durchblutung der Schleimhaut und damit deren Widerstandskraft.
- Experimente haben gezeigt, dass Süßholzwurzel und ihr Inhaltsstoff Glycyrrhizin wirksam gegenüber Helicobacter pylori ist. Nicht umsonst kennt man in der Erfahrungsheilkunde die gute Wirksamkeit der Wurzel bei Magen- und Zwölffingerdarmgeschwüren.
- Sangre de Drago hat eine keimtötende sowie antientzündliche Wirkung und hilft ebenfalls bei Magengeschwüren.

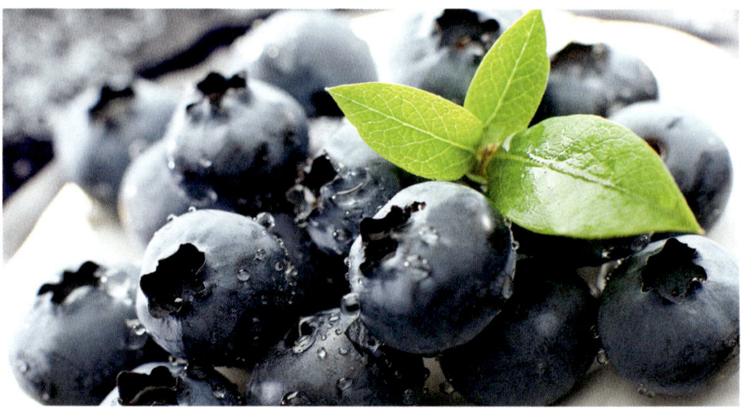

Blaubeeren födern das Ausheilen von Magengeschwüren.

Magen-Darm-Beschwerden

Der Magen-Darm-Trakt ist ein komplexes Organ und kann unter Umständen sehr störanfällig sein. Völlegefühl, Bauchschmerzen, Blähungen und Durchfall sind häufige Magen-Darm-Beschwerden.

Wann sollten Sie zum Arzt gehen?

Beschwerden, die regelmäßig auftreten und über längere Zeit anhalten, sollten Sie ärztlich abklären lassen. Ebenso sollten Sie umgehend einen Arzt aufsuchen, wenn Sie unter starken, plötzlich auftretenden und anhaltenden Magenschmerzen leiden, Blut im Stuhl haben oder plötzlich ungewollt Gewicht verlieren.

!

Auch leichte Beschwerden sollten ernst genommen werden.

... natürlich behandeln

- Die Weiße Taubnessel ist ein Wildkraut, das an Wegrändern, Schuttplätzen, Bahndämmen, Hecken und Ufern wächst. Sie kann als Suppengemüse oder für einen Salat verwendet werden und lindert die Beschwerden. Für einen Tee benötigen Sie 2 Teelöffel getrocknete Taubnesselblüten, die Sie mit 150 Millilitern kochendem Wasser übergießen und 5 Minuten ziehen lassen. Davon 3-mal täglich eine Tasse, evtl. mit Honig gesüßt, trinken.
- Der von den Wurzeln befreite Wurzelstock der Blutwurz wird als Pulver, Tee oder Tinktur bei Magen- und Darmstörungen verwendet.
- Volksheilkundlich werden auch Lavendel und Rotbuschtee gegen die Beschwerden eingesetzt.
- Hafer enthält das schleimbildende Kohlenhydrat Lichenin. Daher wird er in Form von Haferschleim diätetisch bei Magen-Darm-Erkrankungen eingesetzt.
- Sogar das Wildgemüse Gänseblümchen hilft gegen Erkrankungen des Magen-Darm-Traktes. Die Blätter und Knospen im

Salat enthalten wertvolle Inhaltsstoffe wie Gerb-, Schleim- und Bitterstoffe, sekundäre Pflanzenstoffe wie Saponine und Flavonoide sowie ätherische Öle.

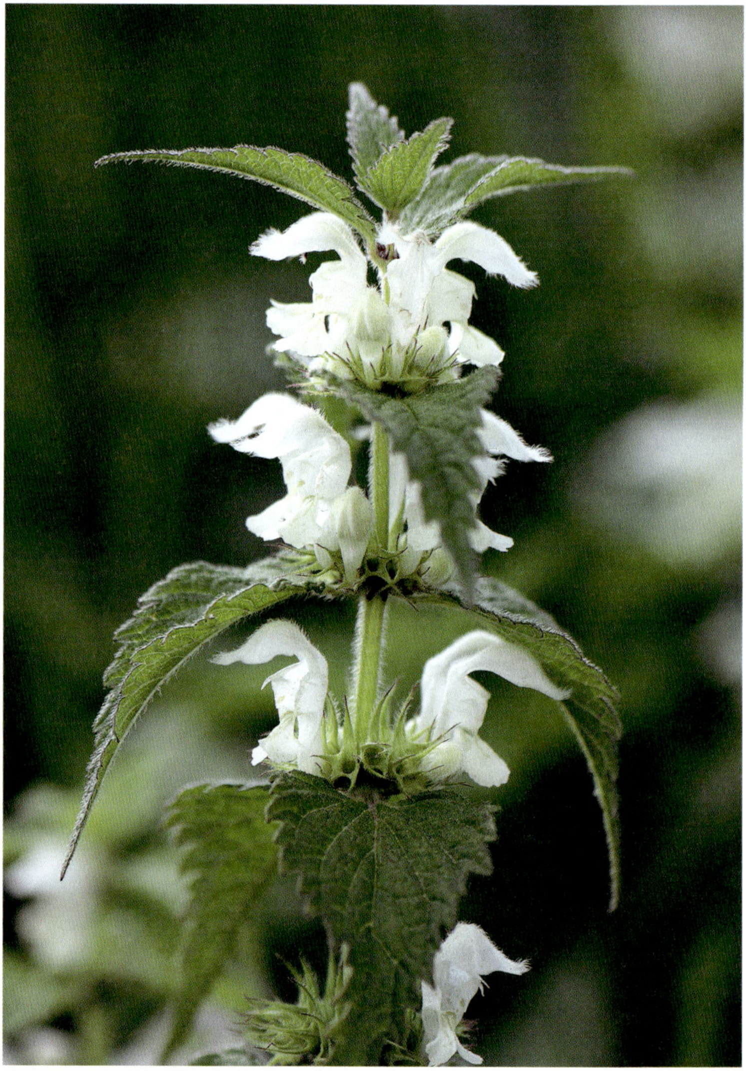

Die weiße Taubnessel ist ein Wildkraut und kann als Suppengemüse oder im Salat genossen Beschwerden lindern.

Gallenblasenbeschwerden

Unter Gallenblasenbeschwerden verstehen die meisten Menschen Völlegefühl und Druck im Oberbauch besonders nach dem Essen, aber auch Blähungen, wechselnde Stuhlqualitäten (weich/fest), Aufstoßen, Völlegefühl und Übelkeit gehören dazu. Als Ursache gelten erbliche Veranlagung, Diabetes, Übergewicht oder eine fettreiche und ballaststoffarme Ernährung.

!

Übergewicht fördert die Entstehung von Gallenblasenbeschwerden.

Wann sollten Sie zum Arzt gehen?

Treten zu den oben genannten Beschwerden noch Koliken, das heißt krampfartige Schmerzen im Oberbauch auf, sollten Sie das durch einen Arzt abklären lassen.

... natürlich behandeln

Treten bei Ihnen Gallenblasenbeschwerden auf, können Sie die ärztliche Behandlung mit natürlichen Mitteln unterstützen.

!

Heiße Packungen helfen bei Schmerzen.

- Der Bildung von Gallensteinen können Sie vorbeugen, indem Sie besonders Kräuter mit Bitterstoffen und schmerzlindernde Pflanzen einsetzen, aus denen sich Teeaufgüsse bereiten lassen. Dazu gehören Schöllkraut, Gelbwurz, Schwarze Rettichwurzel, Schafgarbe und Löwenzahn. Sie fördern zum einen die Galleproduktion und den Gallefluss, zum anderen regen sie die Entleerung der Gallenblase an.
- Sind Blähungen Teil der Beschwerden, helfen Artischockenblätter.
- Treten im Rahmen von Gallensteinleiden Koliken auf, können Sie diese mit Schöllkraut lindern. Unterstützend können Sie eine heiße Packung aus zerquetschten Pellkartoffeln oder Leinsamenbrei im Gallenbereich auflegen.
- Als Ernährung werden basenreiche Gemüse, v. a. Kartoffeln, Wurzel- und Blattgemüse, empfohlen, jedoch auch Obst, Rohmilch, Joghurt und Sahne.

- Kurkuma regt die Gallenabsonderung an. Manchmal hilft bereits das Gewürz. Bei entzündlichen Erkrankungen der Gallenwege und -blase ist es jedoch besser, Kurkuma als gepulverte Arzneipflanze oder aus ihrem alkoholischen Trockenextrakt zu sich zu nehmen.

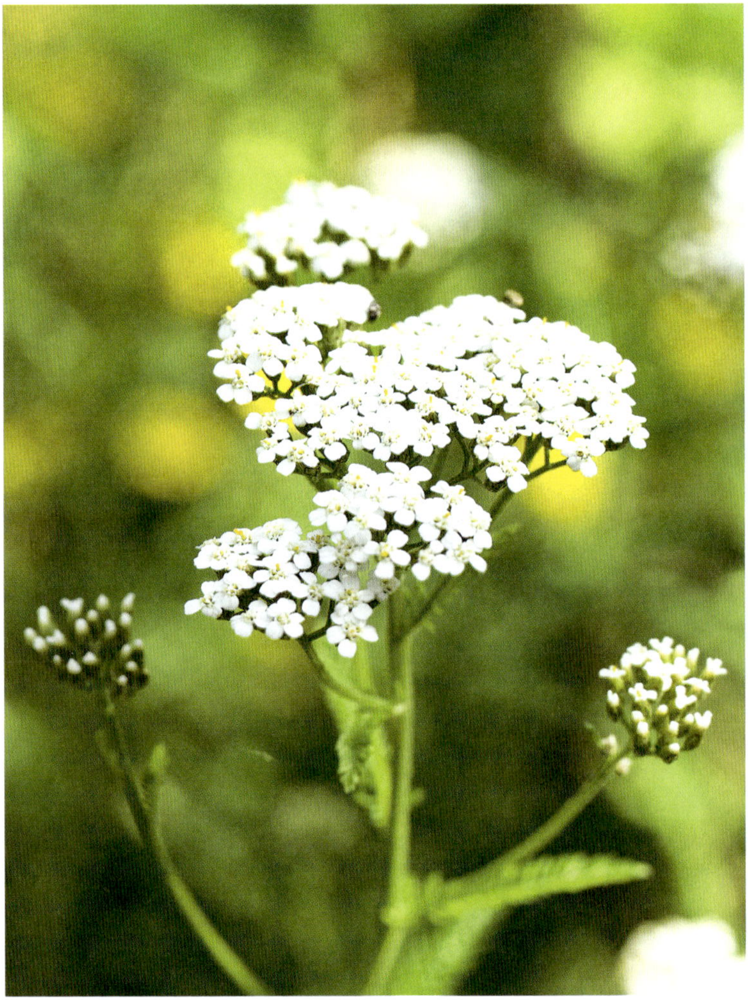

Das getrocknete Kraut und die getrockneten Blütendolden der Schafgarbe werden als Heilpflanze genutzt.

Gallensteine

Gallensteine sind steinähnliche Gebilde, die sich vor allem in der Gallenblase, seltener in den großen Gallenausführungsgängen der Leber bilden. Handelt es sich um viele winzig kleine Steinchen, werden sie als Gallengrieß bezeichnet. Gallensteine können lange Zeit symptomlos bleiben, werden jedoch behandelt, da sie eine erhöhte Krebsgefahr bergen.

!

Gallensteine bleiben lange Zeit symptomlos.

Ursachen: Die Steine entstehen, wenn in der Gallenflüssigkeit bestimmte Substanzen wie Cholesterin, Bilirubin (der gelbbraune Hauptfarbstoff der Galle) und Kalzium in größeren Mengen vorkommen als üblich. Dann werden sie „ausgefällt", das heißt, sie bleiben nicht mehr in Lösung, sondern kristallisieren aus. Gallensteine können sich durch eine erhöhte Zufuhr an Cholesterin mit der Nahrung, aufgrund erhöhter Blutfettwerte, Übergewicht oder Diabetes mellitus bilden.

!

Oft spielt die Veranlagung eine Rolle.

Symptome: In beiden Fällen sind heftige Schmerzen im rechten Oberbauch üblich. Ab und an kann es auch zu Übelkeit und Erbrechen kommen.

Wann sollten Sie zum Arzt gehen?

Treten zu den oben genannten Beschwerden eine Gelbverfärbung der Haut und vor allem Fieber und Schüttelfrost auf, sollten Sie einen Arzt aufsuchen.

Wenn Sie keine Beschwerden und eine funktionstüchtige Gallenblase haben, können die Steine zum Teil medikamentös aufgelöst werden. Leiden Sie unter Schmerzen, muss die Gallenblase häufig entfernt werden.

... natürlich behandeln

Mit dieser Ernährung können Sie einer erneuten Bildung von Gallensteinen vorbeugen: Reduzieren Sie die Fettzufuhr auf maximal 20 bis 30 Prozent der Energiezufuhr, um die Gallenblase zu schonen. Treten nach Genuss bestimmter Lebensmittel Schmer-

!

Reduzieren Sie Ihr Gewicht.

zen auf, sollten Sie diese selbstverständlich meiden. Während der Steinauflösung dürfen Sie nicht mehr als 60 Gramm Fett täglich aufnehmen. Außerdem muss die Kost cholesterinarm sein (maximal 200 Milligramm Cholesterin täglich), um einer erneuten Steinbildung vorzubeugen. Rufen die Gallensteine keine Beschwerden hervor, sollten Sie Ihren Fettkonsum trotzdem auf maximal 30 Prozent der Energiezufuhr reduzieren und höchstens 300 Milligramm Cholesterin täglich zu sich nehmen. Zusätzlich sollten Sie – falls vorhanden – Ihr Übergewicht reduzieren, ebenso sollten Sie Ihre Blutfette senken.

!

Ein moderater Kaffeegenuss kann Gallensteinen vorbeugen.

Folgende pflanzliche Mittel wirken unterstützend:

- So umstritten Kaffee ist: Untersuchungen zeigen, dass ein täglich moderater Kaffeekonsum das Risiko, an Gallensteinen zu erkranken, deutlich vermindern kann.
- Kurkuma enthält ätherische Öle, die laut wissenschaftlicher Berichte sogar Gallensteine auflösen sollen. Hierzu liegen jedoch noch keine klinischen Studien vor. Eine mittlere Tagesdosis beträgt 2 Gramm Arzneipflanze, jedoch sollte die Einnahme nur nach Rücksprache mit dem Arzt erfolgen. Falls Sie Tee bevorzugen, sollten Sie Produkte wählen, die den Forderungen des Europäischen oder Deutschen Arzneibuches entsprechen.
- Es ist wissenschaftlich gesichert, dass die Pflanze Chancapiedra (der Name bedeutet „Steinbrecher“) Gallenblasen- und Nierensteine beseitigt. Sie verlangsamt die Entstehung der Substanz Kalziumoxalat und blockiert dadurch die Steinbildung. Diese Fähigkeit wurde sogar bei sehr hohen, krankhaften Konzentrationen festgestellt. Brasilianische Forscher wiesen auch eine krampflösende Aktivität der in ihr enthaltenen Alkaloide nach. Die Substanzen entspannen die glatte Muskulatur, vor allem die der Gallen- und Harnwege. Damit können bestehende Gallen- und Nierensteine ausgeschieden werden.

Aufgrund der zahlreichen Wirkungen erlangte das Kraut aus dem Regenwald Weltruhm. Hervorzuheben ist, dass bislang keine Nebenwirkungen auftraten und die Pflanze nicht gesundheitsschädlich ist.

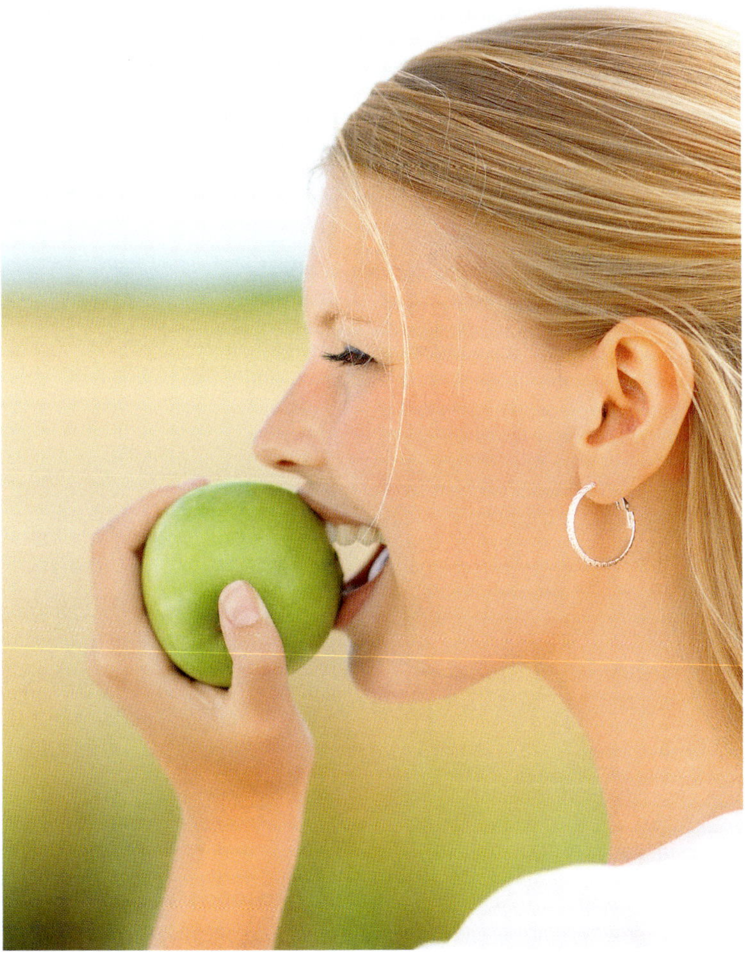

Schonen Sie Ihre Gallenblase mit einer fettreduzierten Ernährung.

Darmbeschwerden

Reizdarm

Schmerzen im Unterleib, verbunden mit Blähungen, Durchfall oder Verstopfung, weisen auf einen Reizdarm hin. Dazu gehören Dickdarmbeschwerden, die ohne fassbare organische Ursachen auftreten können.

!

Frauen sind doppelt so häufig betroffen.

Von den 7 bis 10 Millionen Deutschen, die darunter leiden, sind besonders 30- bis 40-jährige Frauen betroffen. Generell zählen oft schon jüngere Patienten unter 40 Jahre dazu. Da das Reizdarmsyndrom (RDS) nicht leicht zu diagnostizieren ist, heißt es bei der Diagnose oft, die Ursache sei „psychisch". Die Folge: Die Betroffenen fühlen sich allein gelassen. Ein normales Alltagsleben wird fast unmöglich. Der „Vorteil" der Erkrankung ist, dass sie zu keinen krankhaften Entzündungen oder schlimmeren Folgen führt. In der Regel hat das RDS einen gutartigen Verlauf, und über einen Zeitraum von 5 Jahren werden bis zu 50 Prozent der Betroffenen beschwerdefrei. Dennoch müssen die Patienten jahrelang mit den Beschwerden leben, ohne dass ein RDS diagnostiziert wird.

Die **Symptome** sind vielfältig und unspezifisch: von Durchfall, Verstopfungen (oder beides im Wechsel), Bauchschmerzen – auch krampfartig – über Blähungen und Völlegefühl bis hin zum ständigen Gang zur Toilette. Erfreulicherweise treten die Beschwerden in der Regel nur tagsüber auf, sodass der Nachtschlaf dadurch nicht gestört wird. Die Symptome treten nicht immer während oder sofort nach einer Mahlzeit auf – sie können davon völlig unabhängig sein. Manchmal machen sie sich bei Stressbelastung, in Konfliktsituationen oder unter psychischem Druck bemerkbar. Es ist keine psychische Erkrankung – der Verdauungstrakt dieser Menschen reagiert nur stärker auf Stress als bei anderen.

Viele **Ursachen** kommen infrage. Vermutet werden psychische Belastungen, in manchen Fällen Nahrungsmittelunverträglichkeiten (z. B. gegenüber Fruktose oder Sorbit), Bewegungsmangel, eine ballaststoffarme Ernährung, Infektionen, Veränderungen der Darmflora, funktionelle Veränderungen der unterbewussten Nerven oder die Einnahme von Medikamenten, die die Darmfunktion beeinträchtigen.

!

Auch Veranlagung kann eine Rolle spielen.

Wann sollten Sie zum Arzt gehen?

Bestehen die Probleme noch nicht lange, nehmen sie zu oder treten sie auch nachts auf, kommt es zu einem Gewichtsverlust oder Blut im Stuhl, sollten Sie schleunigst den Arzt aufsuchen, denn diese Symptome sprechen für andere Erkrankungen als den Reizdarm. Die zugrunde liegenden organischen Ursachen müssen abgeklärt werden.

Die Diagnose des Reizdarmsyndroms ist sehr schwierig, denn oft findet der Arzt nichts. Also werden zuerst schlimmere Erkrankungen ausgeschlossen, indem eine gründliche Untersuchung des Ober- und Unterbauchs sowie Enddarms erfolgt. Ein ausführliches Gespräch zwischen Arzt und Patient über die Art, Häufigkeit und Dauer der Beschwerden, über Infektionen und psychische Belastungen hilft als Erstes. Ein Blutbild, eine Ultraschalluntersuchung und ein Test auf eventuelle Nahrungsmittelunverträglichkeiten kommen hinzu.

!

Der Befund ist oft unauffällig.

Dass es sich um ein RDS handelt, können auch die sogenannten ROM-Kriterien zeigen: Sie besagen, dass an mindestens 3 Tagen in den letzten 3 Monaten wiederkehrende Bauchschmerzen, Unwohlsein oder Missempfindungen im Bauch vorgekommen sind. Die Symptome dauern dabei seit mindestens 6 Monaten an und sind kombiniert mit den folgenden Tatsachen:

- Die Beschwerden bessern sich in der Regel nach dem Stuhlgang.
- Dessen Häufigkeit hat sich seit Beginn verändert.
- Auch die Form und das Aussehen des Stuhls sind seit Beginn der Beschwerden anders geworden.

!

Eine geschädigte Darmflora kann die RDS-Symptome verursachen.

Neuerdings bezieht man das „Bauchhirn" mit in die Untersuchungen ein, denn der Darm kann völlig eigenständig arbeiten: ein komplexes Nervengeflecht überzieht die Darmschleimhaut. Es umfasst rund 100 Millionen Nervenzellen. Diese Zellen verständigen sich durch Botenstoffe, wie Serotonin, und kontrollieren so auch die Darmfunktion. Werden zu viele Botenstoffe ausgeschüttet, reagiert das Bauchhirn möglicherweise überaktiv. Feststellen lässt sich das mit einer Barostat-Untersuchung. Das Barostat funktioniert wie ein Ballon, der – irgendwo im Darmtrakt platziert – schnell aufgeblasen bzw. aus dem schnell Luft abgelassen werden muss.

Inzwischen kann getestet werden, wie eine Nervenzelle auf bestimmte Stimuli reagiert und ob der „Cocktail" der Substanzen, der von der Schleimhaut ausgeschüttet wird, zu einer Überaktivierung des Bauchhirns führt. Außerdem wurde entdeckt, dass einige Reizdarmpatienten auch eine erhöhte Anzahl von Mastzellen (bestimmte Zellen der körpereigenen Abwehr) oder Veränderungen des Serotoninstoffwechsels (Botenstoff) aufweisen.

Auch eine geschädigte Bakterienflora im Darm kann die Symptome des RDS hervorrufen, gerade in dieser Richtung kann man gut therapieren. Es gibt direkte Einflussmöglichkeiten, über Bakterien Stoffe auf die Nervenzellen zu bringen. Damit wird bei vielen Betroffenen ein günstiger Effekt erzielt.

Probiotische Darmbakterienstämme, z. B. Bifidobakterien oder Escherichia coli Nissle, scheinen eine positive Wirkung zu haben. Bisher gelangen sie nur als Joghurt in den Darm, bald sollen sie jedoch hochkonzentriert als Medikament auf den Markt kommen. Da die Bakterienzusammensetzung bei jedem Menschen etwas anders ist und es zudem viele verschiedene Stämme probiotischer Bakterien gibt, ist das nicht so einfach. Welcher Bakterienstamm sich auf welche Mikroben einer Darmflora positiv auswirkt, ist noch nicht bekannt.

Ein weiterer Forschungsansatz betrifft den Serotoninhaushalt im Darm. Eigentlich ist dieser Botenstoff unser „Glückshormon“, er scheint aber auch auf den Darm zu wirken. Außerdem versucht man Medikamente ohne Nebenwirkungen zu entwickeln, die nur lokal auf die Darmfunktion wirken.

Medikamente können lediglich die Symptome bekämpfen und sind wegen möglicher Nebenwirkungen nur bedingt hilfreich. Wenn Sie sie dennoch verordnet bekommen, sollten Sie „mitarbeiten“ und sich nicht auf die Arzneimittel allein verlassen.

!

Medikamente bekämpfen die Symptome, nicht die Ursache.

Als Betroffener müssen Sie sich selbst genau beobachten, ob Sie z. B. zunehmen, ob Fieber, Gewichtsverlust oder Blut im Stuhl auftreten. Diese Symptome können auf eine andere Erkrankung hinweisen (z. B. chronische Darmentzündung, Darmtumor) und müssen dem behandelnden Arzt sofort für weitergehende Untersuchungen mitgeteilt werden. Führen Sie am besten ein Tagebuch, in das Sie die Beschwerden mit den jeweiligen Begleitumständen eintragen. Ebenso wichtig ist es, ein sogenanntes Stuhlprotokoll über einen längeren Zeitraum zu führen. Damit können Sie Veränderungen der Stuhlkonsistenz feststellen und den Therapieverlauf kontrollieren. Das ist auch für einen Arztbesuch wichtig.

!

Die Therapie erfordert Ihre Mitarbeit!

... natürlich behandeln

Als alternative Heilmethode hält die Stiftung Warentest die Behandlung mit der Hypnotherapie (siehe S. 89) für geeignet. Auch eine Kneippkur zur Abhärtung gegen Stress kann hilfreich sein. Dazu gehören temperaturansteigende oder wechselwarme Fußbäder, Wickel oder Auflagen (vor allem der Heusack) auf den Oberbauch. Auch Vollbäder mit Heublumen sowie Schwimmen sollen helfen.

In der Regel lassen sich die Beschwerden durch eine Ernährung mit mehreren kleinen Mahlzeiten lindern. Außerdem sollten Sie Ihr Essen gründlich kauen.

!

Essen Sie mehr Ballaststoffe!

Lebensmittel, die Beschwerden verursachen (fettreiche Speisen, Milch, Kaffee, blähende Lebensmittel wie rohe Zwiebeln), sollten Sie meiden. Wenn Sie unter Zöliakie, einer Unverträglichkeit gegen Milch- und Fruchtzucker, Histamin oder den Zuckeraustauschstoff Sorbit leiden, müssen Sie Ihren Speiseplan entsprechend umstellen.

Da Alkohol, Rauchen und zu viel Koffein im Kaffee den Darm zusätzlich belasten, sollten Sie zumindest versuchsweise darauf verzichten.

Gegen Stress hilft Bewegung.

Regelmäßige, stressarme Mahlzeiten helfen Ihnen ebenfalls. Generell sollten Sie darauf achten, ob Stress Auslöser Ihrer Beschwerden ist. Falls das zutrifft, können Sie es mit Meditation, Yoga, autogenem Training, viel Bewegung und Sport versuchen. Leiden Sie sehr unter den Symptomen oder kommen sogar Depressionen hinzu, kann eine Psychotherapie erforderlich sein.

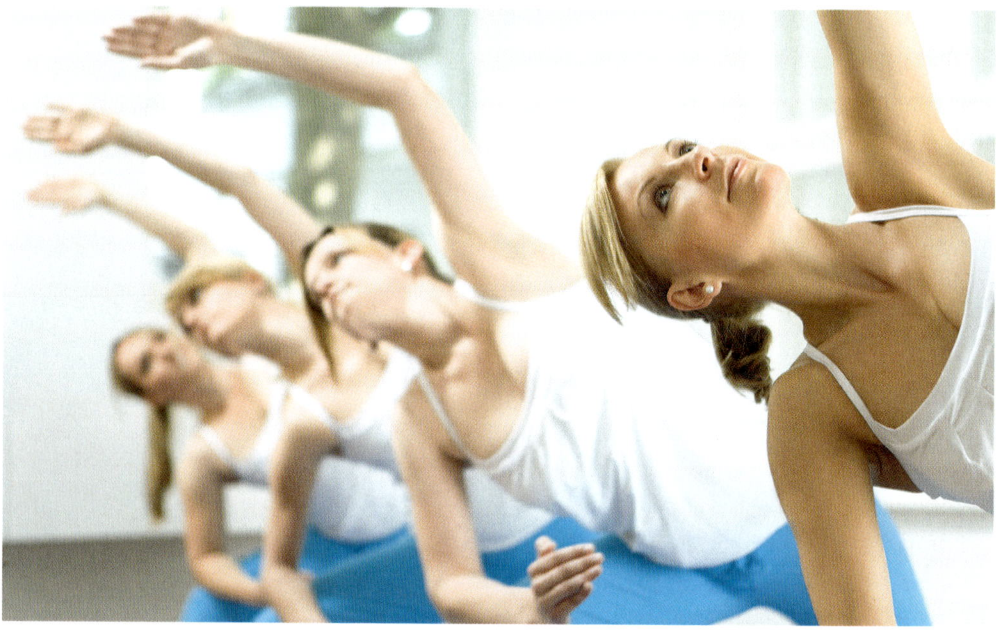

Eine Reihe von Heilpflanzen können die Verdauungsbeschwerden lindern.

- Floh- und Leinsamen wirken stuhlregulierend, sie helfen sowohl bei Verstopfung als auch bei Durchfällen. Flohsamen, die in diesem Fall eine Schutzwirkung ausüben (siehe S. 105), erhalten Sie als Granulat- oder Pulverzubereitungen.
- Gegen Bauchkrämpfe helfen Kamille und Pfefferminzöl (gibt es auch als magensaftunlösliche Kapseln). Letzteres hilft zusammen mit Fenchel, Anis, Kümmel und Koriander gegen Blähungen und Völlegefühl. Nehmen Sie 0,2 Milliliter Pfefferminzöl als mittlere Einzeldosis, die mittlere Tagesdosis beträgt 0,6 Milliliter.
- Eine bewährte Teemischung bei Reizdarm besteht aus gleichen Teilen Fenchelsamen, Pfefferminzblättern und Kalmuswurzelstock, trinken Sie diesen Tee 2- bis 3-mal täglich schluckweise.
- Artischockenblätter und -wurzeln enthalten Stoffe, die bei Blähungen, Übelkeit, Erbrechen und Bauchschmerzen eine erhebliche Besserung bewirken. Auch Kamillenextrakte, zumeist in Kombinationspräparaten, helfen gut.

Die Wirkung von Pfefferminze und Artischocke ist durch klinische Studien belegt. Die Wirksamkeit der anderen Pflanzen wurde durch langjährige positive Erfahrungen bestätigt.

!

Die Wirksamkeit von Pfefferminze ist klinisch belegt.

Hypnose

Die Stiftung Warentest bewertet Hypnose als geeignete Heilmethode bei Reizmagen und Reizdarm. Hypnose definiert die Stiftung als eine „Technik zur Erzeugung eines Bewusstseinszustands, der sich durch entspannte Wachsamkeit auszeichnet, in dem die Aufmerksamkeit fixiert und das Bewusstsein eingeengt sind. Der Bezug zur Wirklichkeit ist gemindert und Denkvorgänge sind gehemmt“. Der Verstand wird zurückgenommen, Logik und Ver-

!

Hypnose hilft bei Reizmagen.

nunft werden zugunsten der Gefühlswelt zurückgedrängt, Zusammenhänge neu erfasst.

Stellen Sie sich Hypnose ungefähr so vor: Sie sind von einer Sache, einem Gegenstand ganz gefesselt und Ihre Aufmerksamkeit ist so intensiv darauf gerichtet, dass Sie andere Dinge in der Umgebung nicht mehr bemerken. Durch Steigerung der Konzentration und Erinnerung werden Dinge erfasst, die üblicherweise mit dem Verstand anders verknüpft werden.

Wie Hypnose genau wirkt, ist nach wie vor unbekannt. Die Erregungsweiterleitung der Nerven nimmt ab, ebenso die Muskelspannung. Viele Funktionen des nicht beeinflussbaren Nervensystems verändern sich. Oft erlebt man sich als hellwach und hört besser auf den Arzt oder Therapeuten. Bilder sieht man oft so intensiv wie Halluzinationen. Die gewohnten Einstellungs-, Gefühls- und Denkschemata sind weniger fixiert, kreatives Denken wird möglich.

Blähungen

Als Blähungen (Flatulenz) bezeichnet man das vermehrte Auftreten von Darmgasen, die entweder vor oder unabhängig von der Darmentleerung abgehen. Geht die Gasansammlung über das übliche Maß hinaus und sammeln sich die Gase in den Darmschlingen, ist der aufgetriebene Bauch sogar im Röntgenbild sichtbar. Hier handelt es sich jedoch um eine Erkrankung, die als Blähsucht oder Meteorismus bezeichnet wird.

!

Auch Medikamente können Blähungen verursachen.

Blähungen können unterschiedliche **Ursachen** haben, z. B. unbewusstes Luftschlucken oder auch Verstopfung, die ein Ableiten der Gase verhindert. Die Darmgase werden von Bakterien, die im Dickdarm leben, gebildet. Bestimmte Lebensmittel fördern Blähungen, dazu gehören Hülsenfrüchte wie Bohnen oder Linsen, Kohl, rohe Zwiebeln, Rettich, Rosenkohl und andere ballaststoffreiche Speisen.

Bei Hülsenfrüchten entstehen Blähungen durch bestimmte

Kohlenhydrate, die von den Verdauungsenzymen nur teilweise abgebaut werden und den Bakterien des Dickdarms daher als Nahrungsquelle dienen. Bei deren Abbau entstehen dann die blähungsverursachenden Gase, die zu den entsprechenden Problemen führen. Je nach Zusammensetzung der Bakterien leiden manche mehr und andere weniger darunter, selbst wenn sie dasselbe essen.

!

Bei plötzlicher Blähsucht sollten Sie zum Arzt gehen.

Wann sollten Sie zum Arzt gehen?

Dauern Ihre Beschwerden länger an und ist der Magen-Darm-Trakt richtiggehend aufgetrieben, so kann dies ein Hinweis auf schlimmere Erkrankungen sein wie Morbus Crohn, Reizdarm oder sogar Leberzirrhose.

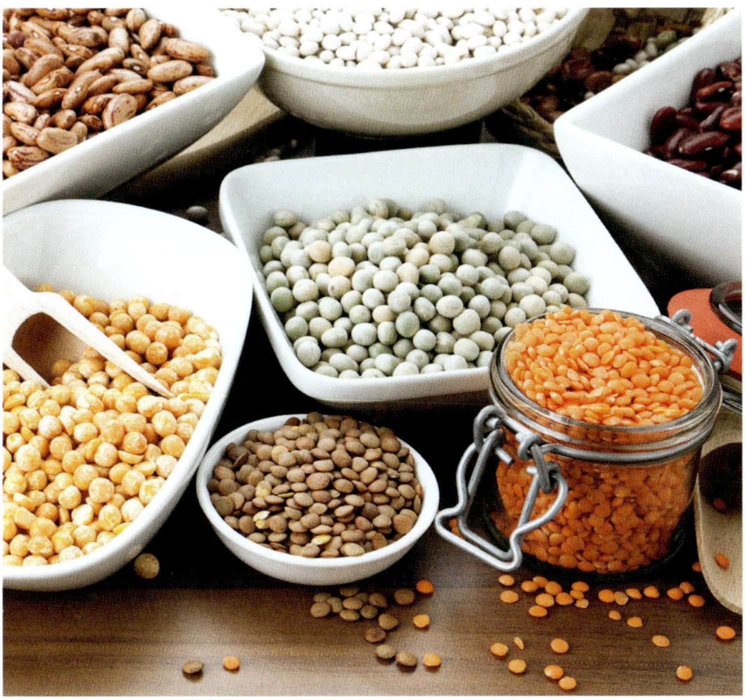

Hülsenfrüchte verursachen Blähungen durch bestimmte Kohlenhydrate. Diese werden von den Verdauungsenzymen nur teilweise abgebaut und dienen den Bakterien des Dickdarms daher als Nahrungsquelle.

Halten die Beschwerden trotz natürlicher Behandlung länger als 2 bis 3 Wochen an, sollten Sie zum Arzt gehen. Windabgänge mit einer Häufigkeit von mehr als 20 bis 30 pro Tag sind nicht mehr normal. Das gilt auch, wenn Sie verschiedenste Nahrungsbestandteile erfolglos gemieden haben und wenn stärkere Stuhlanomalien hinsichtlich Farbe, Beschaffenheit sowie Geruch auftreten. Leiden Sie plötzlich unter Blähsucht, sollten Sie auf alle Fälle eine schlimmere Erkrankung ausschließen lassen.

Bei Blähungen können gasbindende Arzneistoffe oder Entschäumer eingesetzt oder Enzyme, von denen ein Mangel bekannt ist, verordnet werden. Auch Medikamente, die die Darmtätigkeit reduzieren (z. B. Laktulose) oder hemmen, werden verordnet.

... natürlich behandeln

Folgende Tipps reduzieren das Problem in der Regel:

!

Essen Sie in Ruhe!

- „Gut gekaut ist halb verdaut", das heißt: Lassen Sie sich Zeit beim Essen!
- Mehrere kleine und nicht zu fette Mahlzeiten sind besser als eine große.
- Sind die Beschwerden nicht zu groß, können sie oft mit einer Ernährungsumstellung gelindert werden. So sollten Sie auf stark blähende Lebensmittel verzichten, ebenso sollten Sie weniger Ballaststoffe zu sich nehmen – diese aber nicht ganz weglassen.
- Versuchen Sie, wenig Luft zu schlucken. Ein Verzicht auf Strohhalme und Kaugummis kann ebenfalls helfen.
- Auch Bewegung, heiße Bauchumschläge und Bauchmassage – insbesondere mit einigen Tropfen Kümmelöl – helfen oft.
- Achten Sie auf bestimmte Lebensmittelinhaltsstoffe und -zusätze, um auszuschließen, dass Sie auf diese reagieren: Milchzucker in Milch und ihren Produkten, Fruktose (Fruchtzucker in Früchten, Getränken und Marmeladen), Sorbit und andere

Zuckeraustauschstoffe, die in Bonbons, Kaugummi, Marmelade, Fruchtsäften und Diabetikergebäck enthalten sind. Lesen Sie die Zutatenliste der jeweiligen Lebensmittel.

- Auch Gluten, enthalten in Getreideprodukten außer Mais, Reis, Quinoa und Amaranth, kann die Ursache sein.

Gegen Blähungen helfen zahlreiche natürliche Substanzen, als Gewürz, als Tee oder Tinktur, sodass Sie auswählen können, welche Ihnen am besten zusagen oder helfen. Folgende Gewürze helfen Ihnen bereits während des Essens:

- Lebensmittel mit Scharfstoffen wie Cayennepfeffer oder Ingwer regen die Wärme- und Schmerzrezeptoren an, steigern die Speichel- und Magensaftproduktion und helfen aus diesem Grund gegen Blähungen und Magenbeschwerden.
- Kardamom sind Samen, die zu den Ingwergewächsen gehören. Sie haben eine appetitanregende, verdauungsfördernde sowie krampflindernde Wirkung und helfen deshalb gegen Blähungen.
- Auch Korianderfrüchte, die üblicherweise das Korianderöl enthalten, helfen, ebenso Lorbeerblätter, Piment, Salbei, Sternanis, Wacholderbeeren und ihr Öl.
- Rosmarin enthält ätherisches Öl (Rosmarinöl), das gegen die Beschwerden hilft. Auch als Tee können Sie das Gewürz verwenden.
- Knoblauch wirkt ebenfalls gegen Blähungen. Mit der Knolle können Sie Gärungsprozesse im Darm und damit verbundene Blähungserscheinungen sowie krampfartige Beschwerden behandeln. Leider geht das nicht ganz ohne Geruch!
- Ein Magenbitter mit und ohne Alkohol nach einem opulenten Mahl verhindert oft Blähungen.
- Die blähende Wirkung von Hülsenfrüchten wie Sojabohnen, grüne Bohnen oder Erbsen lässt sich durch Kümmel, Fenchel, Dill, Thymian oder Bohnenkraut mildern.

!

Kauen Sie nach der Mahlzeit 1 TL gehackte Petersilie.

!

Kochen Sie Hülsenfrüchte mit Kümmel, Dill oder Bohnenkraut.

Folgende Heilkräuter helfen bei Blähungen, die durch Hülsenfrüchte hervorgerufen werden:

- Eine typische Blähungsteemischung besteht aus je 40 Gramm Anis- und Fenchelsamen sowie 20 Gramm Kamillenblüten. Überbrühen Sie davon 1 EL pro Tasse mit 250 ml kochendem Wasser und lassen Sie den Tee 10 bis 15 Minuten ziehen. Anschließend abfiltern und in kleinen Schlucken trinken.
- Die Wurzel des schönen Enzians enthält viele Bitterstoffe und wird bei Blähungen medizinisch u. a. in Form von Tee eingesetzt.
- Wenn Sie klein geschnittene Artischockenblätter mit heißem Wasser übergießen und diese 10 Minuten stehen lassen, hilft der Sud – vor den Mahlzeiten getrunken – gegen Blähungen. Es gibt sie auch als Frischpflanzenpresssäfte, als Teeaufguss oder als wässrigen Extrakt.
- Das gelblich weiße Wurzelfleisch des Aronstabgewächses Kalmus (Acorus calamus) enthält ätherisches Öl und Bitterstoffe und hilft gegen Blähungen.
- Ebenso wirkt Melissen- und Pfefferminztee blähungslösend, auch der Tee aus gemahlenen Mariendistelfrüchten und dem Kraut.
- Ein Gewürz, das in der exotischen Küche nicht fehlen darf, hilft auch bei Blähungen: Hierba Luisa – besser bekannt als Zitronengras.

Handelt es sich um Krämpfe im Magen-Darm-Bereich und zusätzlich um Blähungen (siehe S. 77), bieten sich folgende Kombinationen an:

- Anis, Fenchel und Kümmel bzw. die jeweiligen Öle
- Kümmel, Fenchel und Kamillenblüten
- Pfefferminzblätter, Kümmel und Fenchel bzw. ihre Öle
- Pfefferminzblätter und Kümmel und wiederum ihre Öle
- Pfefferminzblätter, Fenchel und Kamillenblüten bzw. ihre Öle

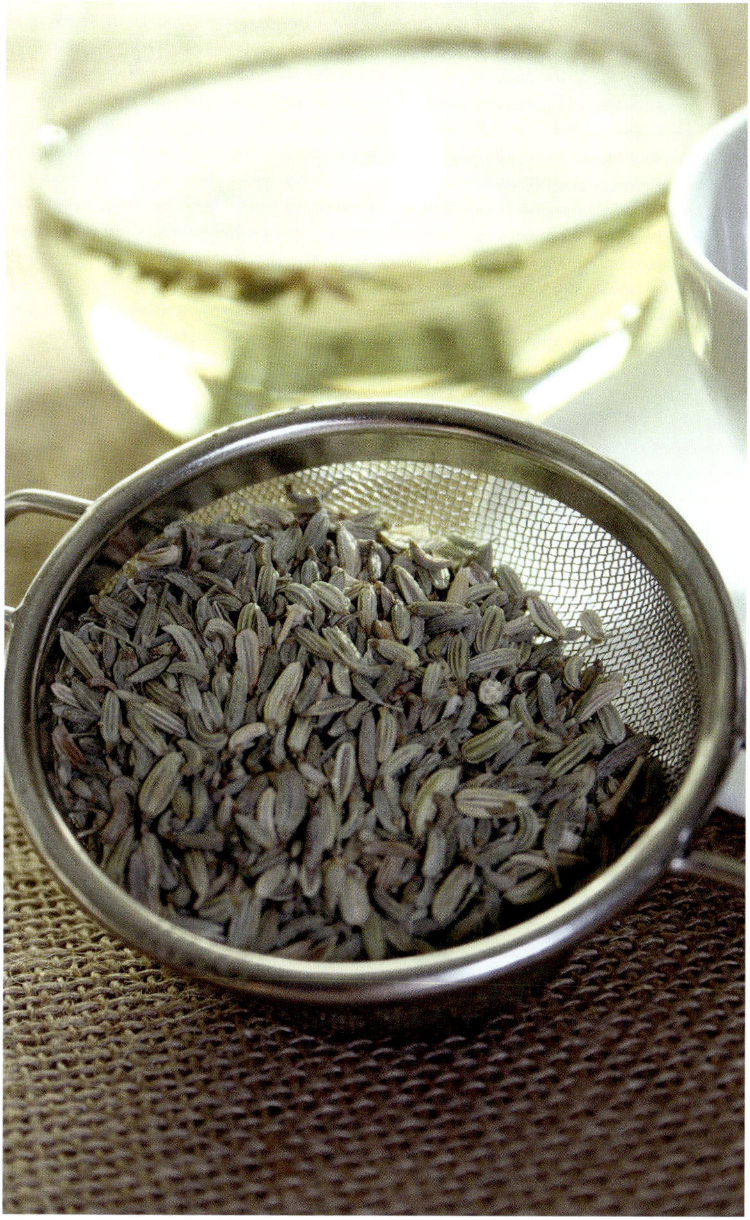

Fencheltee hilft gegen Krämpfe und Blähungen.

Koliken und Krämpfe

!

Unterdrückter Stuhldrang kann zu Koliken führen.

Koliken sind in kurzen Abständen wiederholt auftretende, teils mit Schweißausbrüchen und Brechreiz verbundene krampfartige Bauchschmerzen. Sie werden durch das Zusammenziehen (Spasmen) der glatten Muskulatur von Magen, Darm, Galle, Nieren oder Blase ausgelöst. Auch eine andere Ursache von Krämpfen kennt der Naturkundler Dr. med. Dr. rer. nat Bernhard Uehleke von der Charité Berlin: „Unterdrückt man Stuhldrang und Blähungen, kann die Verdauungstätigkeit nachhaltig irritiert werden. Hat man ohnehin schon Verdauungsstörungen, kann der Darm in einem solchen Fall seine Transportrichtung umdrehen. Treffen dann nach unten und nach oben gerichtete Muskelwellen aufeinander, kommt es zu Darmkrämpfen."

Wann sollten Sie zum Arzt gehen?

Koliken und Krämpfe sollten Sie auf jeden Fall vom Arzt untersuchen lassen, denn sie können auch Zeichen einer bösartigen Erkrankung wie Darmkrebs sein.

Bei Koliken und Krämpfen werden krampflösende Wirkstoffe (Spasmolytika) eingesetzt.

... natürlich behandeln

!

Ein Saunabesuch kann helfen.

Warme Auflagen auf den rechten Oberbauch können Krämpfe lindern und entspannend wirken. Insbesondere heiß gedämpften Heusackauflagen, die aus der Kneippkur stammen, wird eine nahezu legendäre Wirkung nachgesagt. Dafür gibt es Fertigheusäcke aus der Apotheke, oder Sie nehmen klein geschnittenes, getrocknetes Gras mit Wiesenblumen, die ca. 1 Stunde im heißen Wasserdampf erwärmt, dann aufgeschüttelt und heiß-feucht auf den Oberbauch gelegt werden. Anschließend umwickeln Sie sich noch mit 2 Tüchern. Auch warme Sitz- oder Halbbäder mit Heublumen oder Melisse und anschließendem trockenen Leibwickel können die Krämpfe oft lösen.

Gewürze helfen bereits während des Essens:

- Kardamom hat eine krampflindernde Wirkung und hilft deshalb bei Koliken.
- Auch Korianderfrüchte, die üblicherweise Korianderöl enthalten, Wacholderbeeren, Sternanis, Knoblauch und Anis helfen gegen krampfartige Schmerzen im Magen-Darm-Bereich.
- Kümmel wirkt krampflösend und beruhigend auf Magen, Darm und Galle. Essen Sie die zerkauten oder frisch zerstoßenen Kümmelfrüchte, nehmen Sie eine alkoholische Lösung oder Tinktur zu sich oder stellen Sie aus 1 bis 2 Teelöffel gequetschten Früchten auf ¼ Liter Wasser einen Tee her und trinken diesen.
- Ebenso lösen die Bitterstoffe des Schafgarbenkrauts krampfartige Schmerzen im Magen-Darm-Bereich. Junge Blätter können Sie als Salat essen, ältere gehackt als Gewürz.

!

Gewürze und Heilkräuter helfen schnell.

Diese Kräutertees helfen Ihnen bei Koliken und Krämpfen:

- Fencheltee aus den Samen des Gewürzfenchels wirkt krampflösend.
- Ebenso hilfreich ist ein Melissentee aus den Blättern der Melisse.
- Da Pfefferminze krampflösend wirkt, empfiehlt sich bei Koliken und Krämpfen ein Teeaufguss, der häufig mit Melisse oder Kamillenblüten kombiniert wird.

Heilkräuter, die Ihnen helfen können:

- Zimtöl hilft gegen leichte krampfartige Schmerzen im Magen-Darm-Bereich.
- Kamillentee hilft bei Magen-Darm-Störungen, die mit Krämpfen verbunden sind. Auch eine Kombination von Angelika und Kümmel oder Fenchel ist empfehlenswert.
- Mexican Yam wirkt krampflösend bei Koliken.
- Hilfreich sind auch Kapseln mit Pfefferminz- und Kümmelöl,

Melisseextrakt oder Tropfen mit Mohnpflanzenpresssaft. Insbesondere Pfefferminzöl ist gegen schmerzhafte Bauchkrämpfe sehr wirkungsvoll, vor allem in einer höheren Dosierung.

- Handelt es sich um krampfartige Oberbauchbeschwerden infolge funktioneller Störungen der ableitenden Gallenwege, helfen die Kombinationen Löwenzahnwurzel mit -kraut sowie Pfefferminz- und Artischockenblätter.
- Falls zu den Krämpfen Blähungen hinzukommen, bieten sich auch die Kombinationen aus dem vorangegangenen Kapitel über Blähungen an.

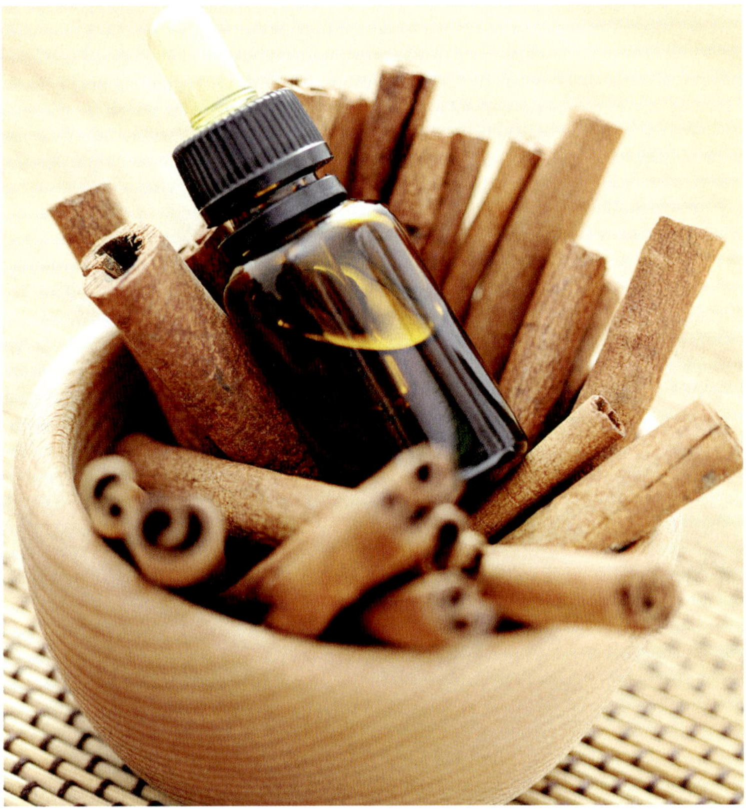

Zimtöl hilft gegen leichte krampfartige Schmerzen im Magen-Darm-Bereich.

Verstopfung

Sie leiden an einer Verstopfung (Darmträgheit, Obstipation), wenn Sie höchstens alle 3 bis 4 Tage Stuhlgang haben, der zusätzlich vergleichsweise hart ist. Ärzte sprechen allerdings erst dann von einer Verstopfung, wenn man über Monate hinweg weniger als 3-mal wöchentlich Stuhlgang hat, dabei stark pressen muss und unter Bauchschmerzen, Völlegefühl und Appetitlosigkeit leidet.

> !
>
> Etwa 30 Prozent der Bevölkerung sind betroffen.

Ursachen: Zu den Ursachen chronischer Verstopfungen gehören vor allem eine ballaststoffarme Ernährung, eine zu geringe Flüssigkeitsaufnahme und auch Bewegungsmangel. Wenn Sie zu wenig trinken, wird dem Magen-Darm-Trakt Flüssigkeit entzogen, was zu einer Obstipation führen kann, da der Nahrungsbrei eindickt und hart wird. Die Dehnungsfühler des Enddarms reagieren nicht auf die geringere Stuhlmasse, der Entleerungsreflex bleibt aus.

Durch Bewegungsmangel wird die Muskulatur des Darms nicht in Bewegung gehalten. Bewegen Sie sich den ganzen Tag nicht, reduziert dies die Eigenbewegungen des Darms. Um das zu verhindern, reicht schon ein abendlicher Spaziergang oder etwas Gymnastik.

> !
>
> Bewegung beugt Verstopfung vor.

Eine weitere Ursache sind hormonelle Umstellungen, die vor allem Frauen betreffen, meist während der Schwangerschaft, aber auch einige Zeit vor oder während der Menstruation. Hinzu kommen falsch verwendete Abführmittel sowie Erkrankungen wie Divertikulose oder auch eine Schilddrüsenunterfunktion. Ebenso können seelische Ursachen eine Rolle spielen. Akut kann eine Verstopfung durch spezielle Medikamente ausgelöst werden (z. B. Beruhigungsmittel), aber auch eine Ernährungsumstellung (z. B. im Urlaub) oder Hämorrhoiden können die Darmträgheit hervorrufen.

Problem Abführmittel

Abführmittel, auch als Laxanzien bezeichnet, sind Medikamente, die die Darmentleerung beschleunigen sollen. Sie binden entweder das im Darm enthaltene Wasser, weichen den Stuhl auf oder reizen den Darm. Es gibt sie in Form von Klistieren, in Tablettenform, als Lösungen und als Tees.

Zu den Abführmitteln im weitesten Sinne gehören auch natürliche Mittel (siehe unten), die ebenso wie die synthetischen Präparate Sorbit und Glycerin zu den milden Abführmitteln zählen. Sie können auch über einen längeren Zeitraum eingenommen werden.

Zu den starken Abführmitteln gehören die darmreizenden Sennesblätter (siehe S. 106), aus denen Sie einen Tee zubereiten können, sowie chemische Substanzen wie Bisacodyl, Phenolphthalein und Natriumpicosulfat, die nur kurzzeitig angewendet werden dürfen. Das gilt auch für sehr starke Abführmittel wie Bitter- und Glaubersalz. Bei Letzterem bindet das enthaltene Schwefelsäureion im Körper Wasser und verhindert damit die Eindickung des Speisebreis im Darm. So wirkt es abführend.

Alle Abführmittel entziehen dem Körper Wasser und auch wichtige Mineralstoffe (z. B. Kalium). Dies wirkt sich vor allem bei starken und sehr starken Abführmitteln nachteilig auf den sogenannten Elektrolythaushalt des Körpers aus. Aus diesem Grund sollten sie eigentlich nur vor Untersuchungen oder vor und nach chirurgischen Eingriffen zur Darmentleerung eingesetzt werden. Auch kurzzeitig bei einer Verstopfung oder zur Erleichterung des Stuhlgangs z. B. bei schmerzhaften Hämorrhoiden sind sie vorsichtig verwendbar.

!

Abführmittel können langfristig zu Verstopfung führen.

Allerdings kommen Abführmittel bei Fastenkuren und Diäten zum Einsatz – mit heftigen Nebenwirkungen: Appetitlosigkeit, Müdigkeit und Muskelschwäche bis hin zu Herz-Kreislauf-Problemen treten auf. Bei längerem Einwirken kommt es zur Verstopfung, bis schließlich ohne Abführmittel kein Stuhlgang mehr möglich ist und obendrein die Dosis der Mittel ständig erhöht werden muss. Die dann erforderliche Entwöhnung sollte unbedingt unter ärztlicher Aufsicht stattfinden.

Diese Folgen zeigen Ihnen bereits, dass es besser ist, Verstopfung natürlich zu behandeln.

Wann sollten Sie zum Arzt gehen?

Selbstverständlich muss eine Grunderkrankung wie Divertikulose oder Hämorrhoiden ärztlich behandelt werden. Abführmittel sollten eher die Ausnahme sein und bei akuter Verstopfung kurzzeitig Verwendung finden – unter Begleitung eines Arztes.

!

Nehmen Sie Abführmittel nur in Ausnahmefällen.

Bei Blut im Stuhl oder wenn ein Stuhlgang trotz der vorgestellten Heilmöglichkeiten unmöglich ist (weniger als 3-mal wöchentlich) sowie bei plötzlichem wiederholten Wechsel von Verstopfung und Durchfall, dürfen Sie ebenfalls nicht zögern, Ihren Arzt aufzusuchen.

… natürlich behandeln

Testen Sie zuerst das einfachste und billigste Abführmittel: Wasser. Etwa 1 bis 1,5 Liter davon – so viel wie möglich auf einmal – bringt den Darm in Schwung und sorgt dafür, dass der Stuhl nicht mehr so hart ist und bald ausgeschieden wird. Manche schwören auch darauf, lauwarmes Wasser vor dem Frühstück zu trinken. Ebenso ist ein Einlauf mit lauwarmem Wasser oft hilfreich.

!

Einfach und preiswert: Wasser.

Wichtig ist eine Umstellung auf eine ballaststoffreiche Ernährung (siehe S. 19), denn diese haben ein hohes Wasserbindungsvermögen, quellen im Darminneren auf und vergrößern dadurch das Volumen des Darminhalts. Dadurch wird die Darmperistaltik angeregt und der Speisebrei passiert die einzelnen Darmabschnitte schneller. Die durch Bakterien entstehenden Gase und Fettsäuren machen den Stuhl weicher, sodass man bei der Darmentleerung weniger pressen muss. Dies beugt Divertikulose und der

Bildung von Hämorrhoiden vor. Eine gesunde Darmflora entsteht.

Folgende Lebensmittel helfen bei Verstopfung:

- Sauermilchprodukte wie Joghurt oder Sauerkraut regen die Darmtätigkeit an. Sauerkraut ist dabei nicht nur kalorienarm, ballaststoff- und vitaminreich, es sorgt auch für eine geregelte Verdauung. Dafür sollten Sie es vorzugsweise roh essen oder zumindest rohes Sauerkraut unter das gekochte mischen, da beim Kochen wertvolle Vitamine verloren gehen.

!

Leinsamen können Sie dauerhaft essen.

- Leinsamen sind zwar nicht direkt abführend, wirken aber darmregulierend und schleimhautschützend durch einen abdeckenden sowie einhüllenden Effekt auf Magen und Darm. Sie enthalten Schleimstoffe in der Samenschale, die mit Wasser auf ein Mehrfaches ihres ursprünglichen Volumens aufquellen (4- bis 7-fach). Dadurch entsteht im Darm ein Dehnungsreiz auf bestimmte Darmnerven, wodurch Darmbewegungen ausgelöst werden. Leinsamen reizen im Gegensatz zu manchen Abführmitteln die Darmschleimhaut nicht. Durch die Schleimstoffe, die Wasser festhalten, wird der Stuhl weich und geschmeidig. Nehmen Sie ganze oder leicht gequetschte Samen. Letztere kann man nur wenige Tage im Kühlschrank aufbewahren, da sie schnell ranzig werden. Essen Sie zur Darmregulierung 3-mal täglich 2 Esslöffel zusammen mit ausreichend Flüssigkeit (pro Esslöffel 150 Milliliter Flüssigkeit, das entspricht etwa einer Kaffeetasse). Aufgrund seiner positiven Eigenschaften können Sie Leinsamen zum einen dauerhaft essen und zum anderen auch dann verwenden, wenn der Darm durch Abführmittel geschädigt ist.
- Weizen- oder besser Haferkleie hilft bei Verstopfung ebenso, wenn Sie maximal 25 Gramm in Verbindung mit 1 Liter Flüssigkeit (am besten Wasser, sulfatreiches Mineralwasser oder ungesüßte Tees) essen. Auch bei Kleie handelt es sich um ein

Quellmittel, das die Darmschleimhaut schützt. Mischen Sie Kleie unter Ihr Müsli und trinken Sie ausreichend, denn die Schleimstoffe quellen auch im Darm und entziehen dem Darminhalt Wasser, verklumpen und können im schlimmsten Fall sogar einen Darmverschluss verursachen.

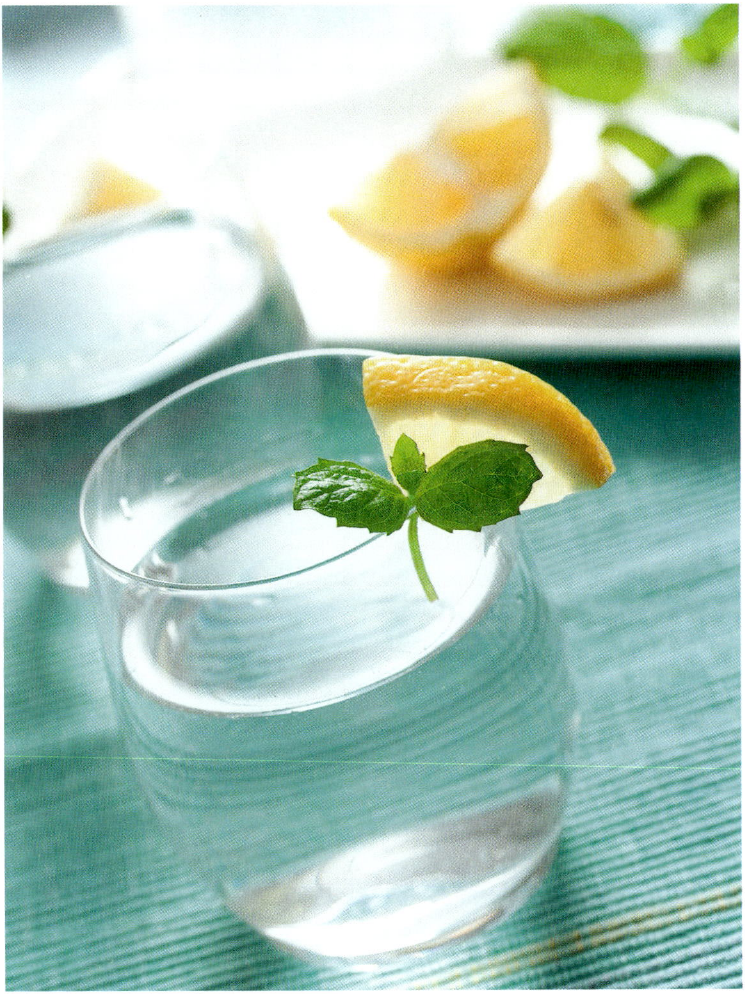

Testen Sie zuerst das einfachste und billigste Abführmittel: Wasser.

!

Trockenpflaumen machen den Stuhl weich.

- Weichen Sie getrocknete Pflaumen abends in Wasser ein, am nächsten Tag essen Sie diese mitsamt dem Einweichwasser. Das macht den Stuhl weich und fördert die Verdauung.
- Auch Fruchtzucker und die meisten Zuckeraustauschstoffe wirken abführend.
- Die wichtigste Säure des Kaffees ist die sogenannte Chlorogensäure. Diese und die im Kaffee enthaltenen Röststoffe wirken stimulierend auf den Magen-Darm-Trakt und das Leber-Galle-System.
- Laktose (Milchzucker) besitzt eine leicht stuhlerweichende Wirkung. Daher kann seine Zufuhr bei Verdauungsschwierigkeiten und Verstopfung hilfreich sein – sofern man Milchzucker verträgt.
- Laktulose ist ein Zweifachzucker aus Galaktose und Fruktose, der im Dünndarm nicht abgebaut wird und nahezu unverändert in den Dickdarm gelangt. Sie entsteht ganz natürlich, z. B. beim Erhitzen und Lagern von Milch. Bakterien im Dickdarm bauen sie ab. Laktulose fördert die Vermehrung der Bifidobakterien und stärkt somit die Darmflora. Gleichzeitig hat sie eine abführende Wirkung.
- Luo Han Guo, gesprochen „Lo-hang-dscho“, wird wegen ihrer extrem süßen Frucht in China kultiviert, sie dient als natürlicher Süßstoff sowie als Heilmittel in der Traditionellen chinesischen Medizin. Es gibt sie als Pulver, Instantextraktgranulat oder löslichen Block in chinesischen Geschäften oder preiswert in den meisten Asia-Shops, auch getrocknet als Tee, in Form getrockneter Früchte sowie als Pulver. Ebenso wirksam sind grüne oder schwarze Tees mit Luo Han Guo. Es hilft gegen die im Alter oft auftretende Verstopfungen: Dafür benötigen Sie den weichen Teil und die Samen zweier Früchte, zerteilen sie, bedecken sie mit Wasser, lassen sie köcheln und trinken die Flüssigkeit vor dem Zubettgehen.

Flohsamenschalen – Wundermittel gegen Obstipation

Flohsamenschalen sind nahezu ein Wundermittel gegen Obstipation. Zahlreiche Studien belegen ihre sichere Wirkung. Der höchste Evidenzgrad („Level of Evidence I") für die Indikationen chronische Verstopfung, erleichterte Stuhlabgabe, z. B. bei schmerzhaften Stühlen infolge Analverletzungen, Hämorrhoiden, nach operativen Eingriffen am Darm sowie unterstützende Therapieform bei Reizdarm und Hypercholesterinämie (zu hohe Cholesterinwerte) liegt vor. Das Wirkprinzip der Flohsamen steckt in ihrem hohen Ballaststoffgehalt, der 20 bis 30 Prozent des gesamten Samens entspricht. Neben einer schonenden Darmregulation reinigen die löslichen Ballaststoffe den Darm auch von Fäulnisstoffen und Darmgasen, z. B. von krebserregenden Verdauungsendprodukten. Außerdem fördern sie das Wachstum darmfreundlicher Bakterien. Die Mikroorganismen wandeln die Ballaststoffe zu kurzkettigen Fettsäuren um, die die Cholesterinproduktion in der Leber hemmen und somit den Cholesterinspiegel im Blut senken.

Flohsamenschalen enthalten darüber hinaus wertvolle Schleimstoffe, die zu einem verbesserten Gleiten des Darminhaltes führen, aber auch dazu, dass sich entzündliche Prozesse im Magen-Darm-Trakt schneller zurückbilden können. Sie wirken wie Quellmittel, dementsprechend müssen Sie gleichzeitig viel Flüssigkeit zu sich nehmen.

Entfernen Sie am besten das Innere des Samens und verwenden nur die hellbeige bis fast farblose äußere Samenhülle. Sie hat mit Abstand die höchste Quellzahl von mindestens 40 bis über 100. Von ihr genügt bereits eine geringere Menge, um die Darmbewegung zum Transport des Stuhls (Darmperistaltik) in Gang zu bringen. Flohsamen können auch von Prothesenträgern problemlos verwendet werden.

Infolge des hohen Schleimgehalts quillt die Samenschale in Wasser schnell auf. Die Pflanzenschalen wirken durch Volumen-

!

Die Quellzahl gibt den Faktor an, um den sich das Trockenvolumen unter Wasser aufquellen kann.

!

Sie wirken nicht chemisch – für Schwangere und Stillende ideal.

vermehrung und sind ein Abführmittel, das die natürlichen Vorgänge des Körpers unterstützt. Sie verleihen dem Darm als stark quellender Ballaststoff einerseits ein großes Volumen, das den Stuhlgang anregt. Andererseits binden sie überschüssige Flüssigkeit sowie darmreizende Stoffe im Darm, wodurch sie Durchfall entgegenwirken.

Flohsamen und auch Leinsamen bezeichnet man als „Darmregulierungsmittel". Dies steht im Gegensatz zu Abführmitteln wie Sennesblättertee oder Aloeextrakt (siehe unten). Ihre Wirkung besteht in der Verkürzung der „Transitzeit" im Darm, das heißt: die Zeit, in welcher der Verdauungsbrei im Körper verbleibt. Ist diese Zeit zu kurz, verlängern sie diese und umgekehrt. Da viele Menschen zu wenig Ballaststoffe essen, haben sie eine verlängerte Transitzeit über das übliche Maß hinaus. Das bedeutet, dass sich aus den Gallensäuren im Darm Stoffe bilden, die an der Entstehung von Darmkrebs beteiligt sein sollen.

Nehmen Sie eine Tagesdosis von 4 bis 15 Gramm Flohsamenschalen zu sich, verteilt auf 3 Portionen. Granulate und Pulver haben gegenüber Tabletten oder Kapseln den Vorteil, dass Sie keine große Anzahl bzw. Menge einnehmen müssen, um eine wirksame Dosis zu erreichen. Anstelle von aromatisiertem oder gezuckertem Pulver ziehen Sie besser ein Pulver ohne diese Zutaten vor, da diese in unterschiedliche Getränke eingerührt werden können. Damit hat man eine Abwechslung im Geschmack.

Flohsamenschalen sind besonders als Schleimmittel für Magen und Darm sowie bei Entzündungen des Dünndarmes (Enteritis) geeignet. Im Vergleich zu den meisten chemischen Abführmitteln sind die Flohsamenschalen ausgezeichnet verträglich, dadurch kann man sie auch über lange Zeit einnehmen.

Sennesblätter – für den Notfall

Diese Arzneipflanze sollten Sie nur im Notfall, bei akuter Verstopfung und kurzfristig einnehmen. Sennesblätter und -früchte sind ein richtiggehendes Abführmittel. Das Heilkraut wirkt auf den Dickdarm – der Effekt tritt nach 8 bis 10 Stunden ein. Da in diesem Zusammenhang auch die Durchblutung des kleinen Beckens der Frau angeregt wird, sollte die Pflanze auf keinen Fall während einer Schwangerschaft eingesetzt werden. Treten Bauchschmerzen auf, so liegt das in der Regel an einer Überdosierung. Sennesblätter enthalten u. a. Anthracenderivate, aus denen die Darmbakterien Anthrone freisetzen. Diese verbessern die Darmkontraktion, beschleunigen die Darmpassage, vermindern die Flüssigkeitsaufnahme über den Darm und aktivieren die Schleimbildung. Die Früchte wirken milder als die Blätter.

!

Wegen der Nebenwirkungen sind Sennesblätter apothekenpflichtig.

Von einer Daueranwendung sollte man Abstand nehmen, da es dadurch zu Kaliumverlusten kommen kann, wodurch die Darmperistaltik gehemmt und die Wirkung damit auf Dauer verhindert wird. Ansonsten kann man das Kraut bei akuter bzw. vorübergehenden Darmträgheit kurzfristig entweder in Form eines Teekaltansatzes der Früchte (Ansatz von 1 bis 2 Teelöffeln bzw. 0,5 bis 2,0 Gramm in 150 bis 200 Millilitern Wasser, am besten über Nacht stehen lassen) oder die übliche Dosierung der Sennesblätter zu sich nehmen. Ebenso hilfreich ist ein heißer Teeaufguss aus den Sennesfrüchten, deren wirksame Inhaltsstoffe bereits nach 5 Minuten zum Großteil in die Flüssigkeit übergegangen sind. Aus den Blättern werden die Wirkstoffe nicht so gut herausgelöst, wodurch die Dosierung schwieriger wird. Insofern verwendet man besser die Früchte. Generell sollte man die Anwendung der Sennespflanze auf 1 bis 2 Wochen beschränken und nur bei plötzlicher Verstopfung einsetzen.

Aloe – das stärkste Abführmittel

Aloe und Aloeextrakt liefern die Basis für das stärkste pflanzliche Abführmittel, das ohne ärztliche Empfehlung ebenfalls nur 1 bis 2 Wochen eingenommen werden sollte. Bei Aloe wird der eingedickte rohe Saft, der aus den abgeschnittenen fleischigen Blättern

!

Aloe wirkt 2 bis 8 Stunden nach Einnahme.

!

Last but not least: Auch Bewegung ist wichtig!

der Pflanze ausfließt, verwendet. Aloeextrakt wird mit heißem Wasser gereinigt und die unerwünschten Harzstoffe werden weitgehend entfernt. Die beiden Pflanzenprodukte halten Wasser im Darm zurück und reizen die Darmschleimhaut und -muskulatur. Während der Schwangerschaft, bei Nierenerkrankungen und bei Entzündungen der Bauchhöhle dürfen sie nicht verwendet werden.

Aloe ist das stärkste Abführmittel.

Aloe und Aloeextrakt sind apothekenpflichtig und nur für Verstopfungen gedacht, die durch Diät und milde Abführmittel nicht zu beeinflussen sind. Sie bekommen die Aloe als Pulver, Trocken-, Dick- und Flüssigextrakte zum Einnehmen. Das Produkt sollte gut individuell zu dosieren sein, damit Sie die eingenommene Menge so gering wie möglich halten können.

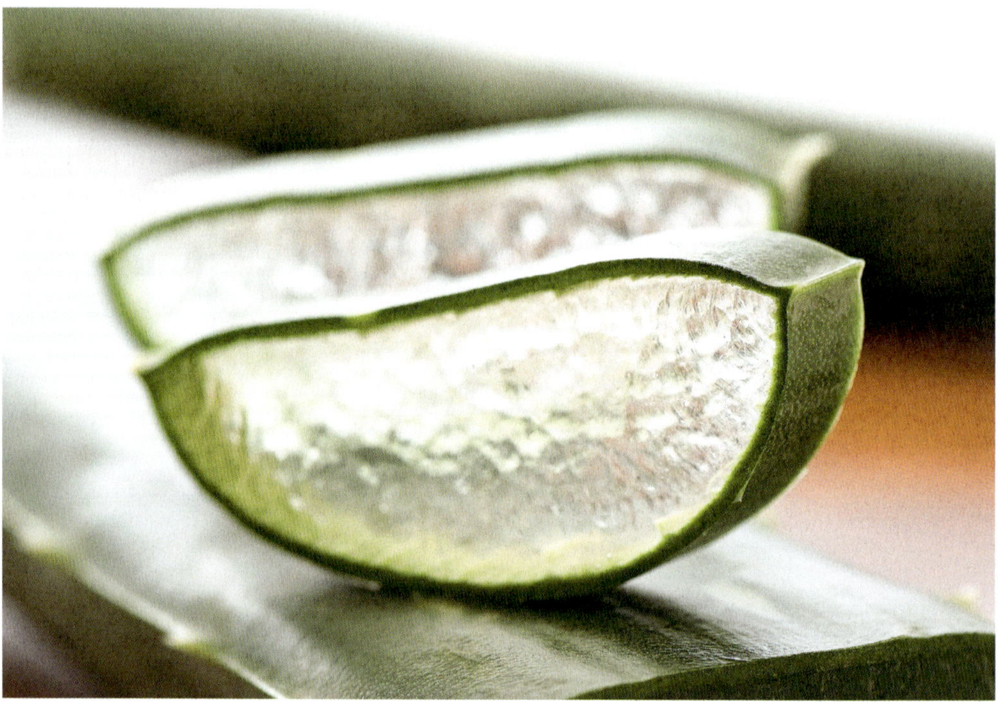

Durchfall

Unter Durchfall versteht man einen breiigen oder wässrig-flüssigen Stuhl, dem eventuell sogar Eiter oder Blut beigemischt ist und der mehr als 3-mal täglich ausgeschieden wird. Begleitend können krampfartige Beschwerden auftreten.

Als **Ursachen** kommen unter anderen Darmentzündungen, durch Viren oder Bakterien ausgelöste Darminfektionen, Lebensmittelvergiftungen, Unverträglichkeit von Lebensmitteln, psychische Einflüsse wie Angst oder auch Medikamentenmissbrauch (z. B. Abführ- oder Schlankheitsmittel) infrage. Leiden Sie häufiger an Durchfall, kann dies ein Symptom für eine Eiweißallergie sein. Auch bestimmte Zusatzstoffe, die z. B. als Antioxidans eingesetzt werden, wie Schwefeldioxid, können bei empfindlichen Menschen unter anderem Durchfall hervorrufen.

> !
> Begleitend können krampfartige Beschwerden auftreten.

Wann sollten Sie zum Arzt gehen?

Wenn der Durchfall spontan auftritt und mithilfe natürlicher Mittel nach 1 bis 3 Tagen verschwunden ist, brauchen Sie nicht zum Arzt zu gehen. Dauert der Durchfall länger, sollten Sie besser ärztliche Hilfe in Anspruch nehmen. Das gilt gerade dann, wenn Blut, Eiter, Schleim oder Fett im Stuhl oder der Durchfall besonders stark ist und die Flüssigkeitsverluste nicht ausgeglichen werden können.

Tritt der Durchfall nach einer Fernreise auf oder haben Sie gleichzeitig Fieber, sollten Sie ebenfalls zum Arzt gehen.

Bei einem gängigen verschreibungspflichtigen Mittel handelt es sich um einen opiumähnlichen Wirkstoff. Dieser lähmt die Darmmuskulatur und sollte daher nur kurzzeitig eingesetzt werden.

> !
> Säuglinge und Kleinkinder müssen sofort zum Arzt.

... natürlich behandeln

Spontan auftretender Durchfall kann in leichten Fällen ganz einfach natürlich behandelt werden. Die Möglichkeiten sind zahl-

!

Heidel- oder Brombeertees wirken stopfend.

reich, und Sie können die für Sie wirksamste und angenehmste Variante auswählen:

- Trinken Sie 1 bis 2 Tassen heißen Kakao – das hilft oft bereits. Auch der Genuss von Zartbitter- oder Bitterschokolade kann manchmal ausreichen.
- Ein wahres Wundermittel sind Heidelbeeren. Ein Fläschchen Muttersaft, bei Bedarf mit etwas Wasser verdünnen und süßen, stellt in der Regel das Gleichgewicht des Körpers wieder her, vertreibt die Krankheitserreger und sorgt dafür, dass Sie sich nach etwa 2 Tagen wieder wohl fühlen. Auch die getrockneten Heidelbeeren, die man z. B. in der Apotheke erhält, und Heidelbeertee sind hilfreich. Die Beeren wirken antibakteriell, adstringierend und aufgrund der Gerbstoffe und Pektine stopfend, vor allem bei leichten, unspezifischen Sommerdurchfällen. Wenn Sie mehrmals 5 bis 10 Gramm der ganzen, getrockneten Beeren kauen, werden die enthaltenen Gerbstoffe langsam im Darm freigesetzt und üben so ihre stopfende Wirkung bis in die tiefer gelegenen Darmabschnitte aus.
- Sehr hilfreich ist auch die Brombeere. Der Tee aus Blättern des Strauches hilft gegen akute Durchfallerkrankungen.
- Nervös bedingter Durchfall lässt sich durch einen Tee beruhigen, der zu gleichen Teilen aus Kamille, Ringelblume und Himbeerblättern gebrüht wird.
- Auch Gewürze unterstützen den Heilungsprozess, wie Kardamom und Muskat (nur damit würzen, nicht in größeren Mengen anwenden).
- Mithilfe von Probiotika konnte eine verkürzende Wirkung von Durchfallerkrankungen bei Kindern nachgewiesen werden (siehe S. 30).
- Auch die Rohapfeldiät kann hier helfen. Dabei handelt es sich um eine kurzzeitige, ausschließliche Ernährung mit geriebenen Äpfeln. Dafür werden täglich 5 bis 6 Mahlzeiten eingenommen, die aus jeweils 250 bis 300 Gramm rohem, geriebe-

nem Apfel mit Schale, aber ohne Kerngehäuse bestehen. Durch etwas Zitronensaft schmeckt es noch fruchtiger. Zusätzlich sollten Sie reichlich trinken (z. B. Kräutertee), aber keine weiteren festen Lebensmittel aufnehmen. Die in den Äpfeln enthaltenen Pektine, die zu den wertvollen Ballaststoffen gehören, können gesundheitsschädliche Stoffe im Darm binden, wodurch diese dem Körper entzogen und ausgeschieden werden.

- Rotbuschtee schmeckt gut und kann Durchfall lindern.
- Tannine sind Gerbstoffe aus der Gruppe der Polyphenole, die in bedeutenden Konzentrationen in Hülsenfrüchten vorkommen, aber auch in Rotwein, Bier und Schwarztee. Sie beruhigen Magen und Darm und haben eine leicht stopfende Wirkung. Der Tanningehalt von Tee hängt von der Ziehzeit ab. Zieht er zu lange, bekommt der Tee durch sie einen bitteren Geschmack. Tannine können die Verfügbarkeit von Nahrungseisen um bis zu 50 Prozent verringern, da sie mit dem Eisen schwer lösliche Komplexe bilden. Deshalb sollte man

!

Rotwein kann Magen und Darm beruhigen.

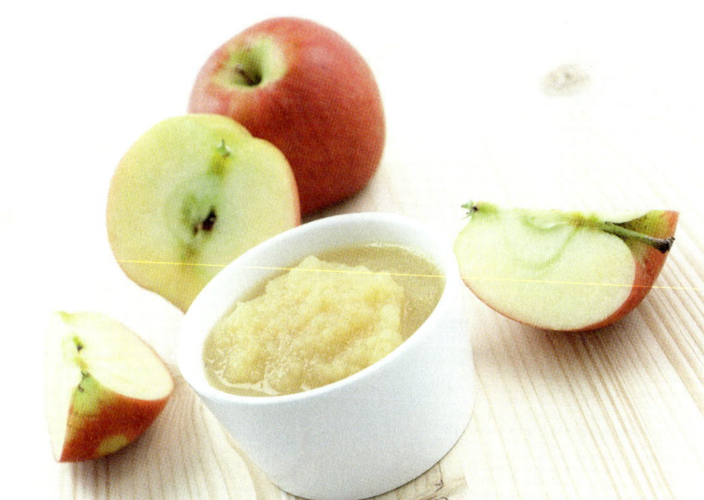

Geriebener Apfel ist ein einfaches und altbewährtes Hausmittel gegen Durchfall.

Schwarztee nicht zu den Hauptmahlzeiten trinken. Dennoch hilft er, wenn er besonders lang gezogen hat (ab ca. 5 bis 6 Minuten).

- Der pulverisierte Wurzelstock der Blutwurz wird in Form von Pulver oder aufgeschwemmt (z. B. in Rotwein oder als Teeabkochung) bzw. in Form von Tinktur als Mittel gegen Durchfall, insbesondere gegen unspezifische Sommerdurchfälle, verwendet.
- Ein ausgezeichnetes Heilkraut gegen Durchfall sind Flohsamen (siehe S. 105). Erstaunlicherweise wirken die Samenschalen sowohl gegen Verstopfung als auch gegen Durchfall. Der Grund dafür ist, dass sie als stark quellender Ballaststoff einerseits dem Darm ein großes Volumen verleihen, das ihn füllt und durch den Dehnungsreiz den Stuhlgang anregen. Andererseits binden sie überschüssige Flüssigkeit sowie darmreizende Stoffe im Darm, wodurch sie dem Durchfall entgegenwirken. Durch die Flohsamenschalen erhält der Stuhl eine angenehm weiche Konsistenz. Sie sind daher auch bei Hämorrhoiden empfehlenswert sowie für alle anderen Beschwerden, bei denen ein weicher Stuhl erwünscht ist. Da sie rein physikalisch und nicht chemisch wirken, sind sie auch für Schwangere und Stillende ideal.

!

Flohsamen und Pollen wirken gegen Verstopfung und Durchfall.

- Grüner Tee enthält relativ große Mengen an Gerbstoffen, vor allem die unaussprechliche Substanz Epigallocatechingallat und verwandte Verbindungen, die antibakteriell, entzündungshemmend, reizmildernd und antiviral wirken. Daher hilft grüner Tee auch bei Durchfall. Wenn Sie Vitamin C dazugeben, z. B. in Form von Zitronensaft, verhindert dies ein schnelles Oxidieren (Sauerstoffanlagerung) der wertvollen Inhaltsstoffe, zu erkennen an der Braunfärbung. Gleichzeitig wird damit die Aufnahme der Wirkstoffe in das Blut gefördert. Geben Sie keine Milch dazu, da das enthaltene Eiweiß die Aufnahme der hilfreichen Substanzen verhindert.

- Selbstverständlich hilft auch Kamillentee bei Durchfällen.
- Den Kernen der Papaya sagt man nach, dass sie gut gegen Magen-Darm-Beschwerden wie Durchfall helfen. Dafür sollte man sie vor dem Schlucken leicht zerkauen.
- Indigene Piura-Stämme aus Südamerika verwenden den Tee der jungen Sprösslinge des Annattostrauchs gegen Durchfall.
- Ebenso hilfreich sind Heilerde oder Kieselsäuregel.

!

Meiden Sie zunächst blähende Speisen, Milch und Milchprodukte.

Wichtig ist, dass Flüssigkeits- und Mineralstoffverluste ausgeglichen werden, z. B. mithilfe der erwähnten Kräutertees. Gelingt das nicht, empfiehlt die Weltgesundheitsorganisation WHO Erwachsenen 2 bis 3 Liter Glukose-Elektrolytlösung (fertig erhältlich in Apotheken – bei Diabetes nicht ohne ärztlichen Rat!).

Als Nahrungsaufbau dienen Schleimsuppen (z. B. Haferschleim) oder geriebene Äpfel (Rohapfeldiät), deren Pektine die gesundheitsschädlichen Stoffe und Flüssigkeit binden. Auch Möhrensuppen sind geeignet. Trockenhefe aus der Pilzart Saccharomyces und die Uzarawurzel (erhältlich in Apotheken) vermindern die Darmbeweglichkeit und Flüssigkeitsabgabe.

Pilzbefall

Pilze sind einzellige oder mehrzellige (Mikro-)Organismen, die überall in der Natur und somit auch in unserer Nahrung vorkommen. Da zumindest manche von ihnen die Magensäure überleben, kommen sie auch völlig natürlich in unserem Darm vor. Nicht nur dort können Pilze Krankheiten auslösen, abhängig von ihrem Aggressionspotenzial (fachmedizinisch: Virulenz) und ihrer Anzahl. Auch ein intaktes Immunsystem ist wichtig.

Eine Gruppe von Pilzen, man nennt sie „kommensale Mykoflora“, findet sich bei ca. 20 bis 60 Prozent der Bevölkerung. Das bedeutet, sie leben in uns, ohne uns zu nutzen oder zu schaden. Die krankmachende Variante, die in einer Anzahl von mehr als 1 Million Keime pro Gramm Darminhalt vorkommt, ist sehr sel-

!

Gesunde Menschen sind kaum gefährdet.

ten (1 Prozent der Bevölkerung), und man findet sie in der Regel nur bei abwehrgeschwächten (Organtransplantierte, Leukämie), kranken Personen (Krebserkrankung) und bei Patienten, die unter Diabetes leiden. Langwierige Antibiotikatherapien, Kortisonpräparate, Medikamente, die das Immunsystem unterdrücken, künstliche Ernährung und Cytostatika, aber auch eine Gewebeschädigung durch Verbrennungen, bakterielle Infektionen oder mechanische Verletzungen können eine Mykose begünstigen.

Die kommensale Mykoflora sitzt nur oberflächlich auf der Schleimhaut. Die krankheitsauslösende Mykoflora dringt in das Gewebe ein und bildet dort Geschwüre oder durchwandert die Darmwand und gelangt in das Blutgefäßsystem sowie in verschiedene Organe (medizinisch: systemische Mykose). Nur dann führt die oberflächlich auf der Schleimhaut sitzende Pilzbesiedlung zur krankheitsauslösenden Pilzerkrankung, das heißt, wenn sie ausreichend virulent und ihre Anzahl hoch genug sowie das Immunsystem geschwächt ist. Das bedeutet eine Entzündungsreaktion der Darmschleimhaut, die sich in blutigen, wässrigen Durchfällen (6- bis 10-mal am Tag!) äußert.

Zu 90 Prozent sind die Pilze in Stuhlkulturen der Candida-Spezies (Sprosspilze) zuzuordnen, darunter hauptsächlich Candida albicans. Auf unserer Schleimhaut fühlt sich der üble Kandidat besonders wohl, da er dort einen idealen Lebensraum mit optimaler Temperatur, reichlichem Nahrungsangebot und passendem pH-Wert (Säuregrad) vorfindet. Meistens verursacht dies auch keine Beschwerden. Wenn sich der Pilz jedoch plötzlich stark vermehrt, kann es zu Problemen kommen.

Man kennt etwa 155 Candida-Arten, davon sind etwa 30 Krankheitserreger. Die durch sie hervorgerufenen Erkrankungen bezeichnet man als Candidosen. Medizinisch am besten untersucht ist Candida albicans. Er wird für viele unspezifische Symptome verantwortlich gemacht, z. B. Schlafstörungen, Depressionen, Migräne, das chronische Müdigkeitssyndrom und verschiedene Bauchbeschwerden. Da die Schulmedizin hier oft nicht helfen konnte, fallen viele Patienten auf unseriöse Therapieangebote wie die Antipilzdiät, Stuhleinläufe, Kolonhydrotherapien oder die Eigenharntherapie herein.

Die Antipilzdiät z. B. beruht auf einem strengen Zuckerverzicht. Man versucht dies mit der Vorstellung zu erklären, dass die Pilze dadurch ausgehungert werden. Dies konnte jedoch nie wissenschaftlich belegt werden. Es scheint jedenfalls, als würden die Mikroorganismen dadurch in keiner Weise beeindruckt, geschweige denn, dass ihre Zahl abnimmt. Dies wäre auch unlogisch, da Zucker im Darm auch aus den zugeführten, komplexeren Kohlenhydraten entsteht.

!

Die Wirksamkeit der Antipilzdiät ist wissenschaftlich nicht belegt.

Generell widerlegen mehrere Studien das Konzept eines Candida-Syndroms. Nicht einmal die Empfehlung, reichlich grobe ballaststoffreiche Vollgetreideprodukte und Gemüse zu verzehren, die rein mechanisch die Besiedlung der Schleimhaut im Mund-Rachen-Bereich durch Candida albicans reduzieren sollen, kann gegeben werden. Auch dies beruht nicht auf wissenschaftlich gesicherten Erkenntnissen.

Nach heutigem Forschungsstand muss die Erkrankung des sogenannten „Candida-albicans-assoziierten Beschwerdebildes“ sogar grundsätzlich bezweifelt werden. Sicher ist, dass der alleinige Nachweis von Pilzen im Stuhl kein Anzeichen für eine Erkrankung ist. Unter 10^4 Pilzen pro Gramm Stuhl entsprechen sie einer kommensalen Mykoflora. Erst ab über einer Million Pilzen/g Stuhl definiert man sie als Kolonmykose. Somit gibt es keine Rechtfertigung, bei einer unspezifischen Beschwerdesymptomatik eine aufwendige, mikrobiologische Spezialdiagnostik zum Beweis eines nicht existierenden Candida-Syndroms durchzuführen. Stattdessen wird empfohlen, bei unklarer Beschwerdesymptomatik eine ausführliche ärztliche Diagnostik einzuleiten, um ernsthafte Ursachen rechtzeitig erkennen und dementsprechend behandeln zu können.

!

Pilze allein sind kein Anzeichen für Erkrankung.

!

Der Befall mit Pilzen kann sehr gefährlich werden!

Führt man dennoch eine Diagnostik der Mykoflora durch, ist es sehr wichtig herauszufinden, welcher Pilz sich eingenistet hat und vor allem in welcher Zahl, denn geringe Keimzahlen erträgt man durchaus unproblematisch, ohne dass Beschwerden auftreten. Da die üblen Mikroorganismen nicht gleichmäßig im Darminhalt verteilt sind, sollte an mehreren Stellen im Stuhl eine kleine Probe entnommen und diese möglichst schnell in ein Labor verschickt werden.

Wann sollten Sie zum Arzt gehen?

Sobald blutige oder schleimige, wässrige Stühle auftreten, sollten Sie ärztliche Hilfe in Anspruch nehmen, um pilztötende Medikamente zu erhalten.

... natürlich behandeln

Shiitakepilze unterstützen unsere Darmbakterien. Laut Dr. med. Heinz Knopf, dem ärztlichen Vorstand der Deutschen Gesellschaft für Vitalpilzkunde (GfV), stärkt der enthaltene, gut erforschte Stoff Lentinan – ein Vielfachzucker – die „guten" Bakterien und wirkt einer Fehlbesiedlung, etwa durch Candida albicans, entgegen. Somit soll der Pilz auch nach Antibiotikatherapien hilfreich sein. Shiitake ist in Deutschland und in der Schweiz als Speisepilz zugelassen und darf unbeschränkt vertrieben werden.

!

Erholungsphasen und Bewegung an der frischen Luft sind wichtig.

Da in der Regel die Abwehrfunktion des Betroffenen gestört ist, helfen unter Umständen pflanzliche Wirkstoffe zur Abwehrsteigerung. Auch eine vielseitige Vollwerternährung empfiehlt sich. Das heißt, die Nahrung sollte ausreichend Mineralstoffe, Vitamine, Ballaststoffe und sekundäre Pflanzenstoffe enthalten. Essen Sie reichlich Gemüse, Salate und Obst – ein Teil davon sollte roh gegessen werden, um ausreichend hitzeempfindliche Vitamine zuzuführen. Auch auf schonende Garmethoden sollten Sie Wert legen, damit die Nährstoffe nicht zerstört werden.

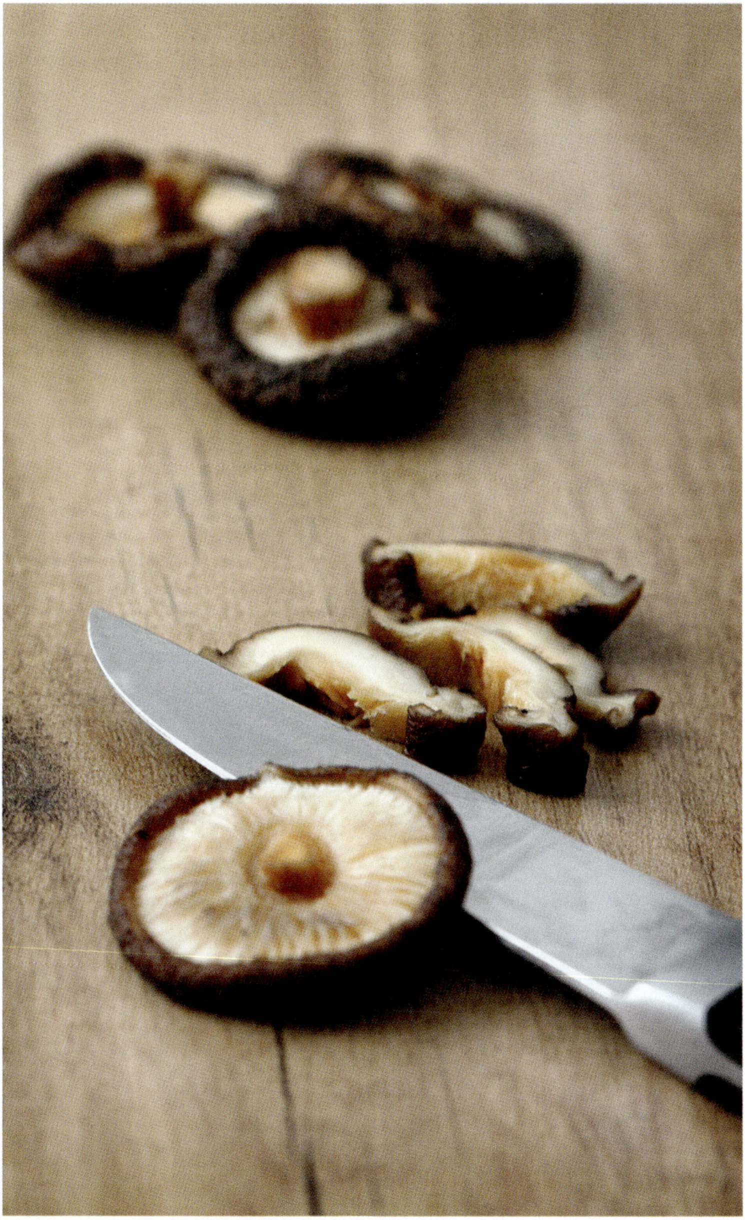

Der in Shiitakepilzen enthaltene Stoff Lentinan stärkt die „guten" Darmbakterien.

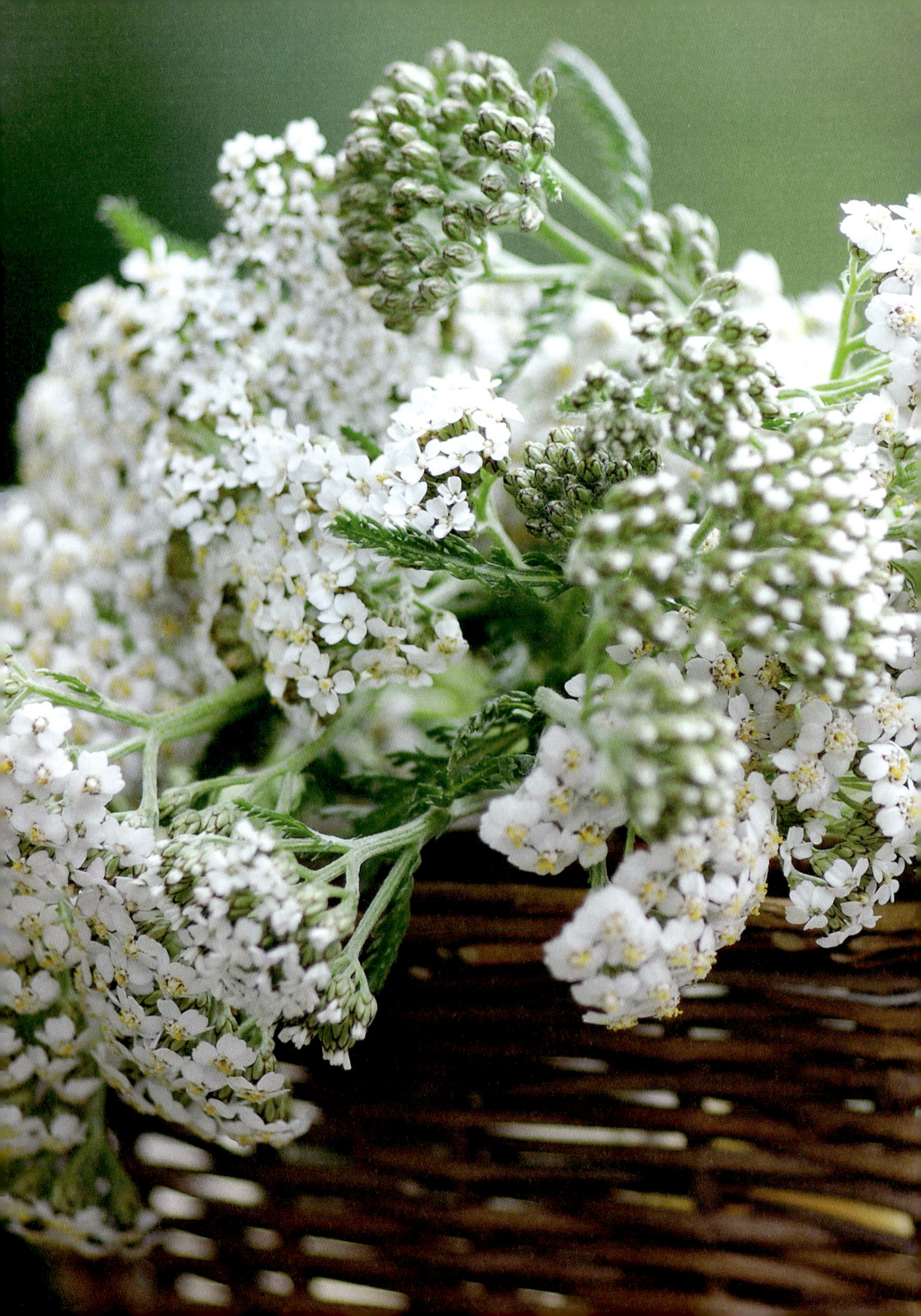

HEILKRÄUTER UND ARZNEIPFLANZEN VON A–Z

Schon unsere Großmütter wussten um die heilende Wirkung von Kamille, Pfefferminze oder Baldrian bei Magen- und Darmbeschwerden – ob als Tee, Tinktur oder Umschlag. Darüber hinaus gibt es eine Vielzahl von Heilkräutern und Pflanzen, die die Verdauung anregen und Beschwerden schnell und leicht lindern können.

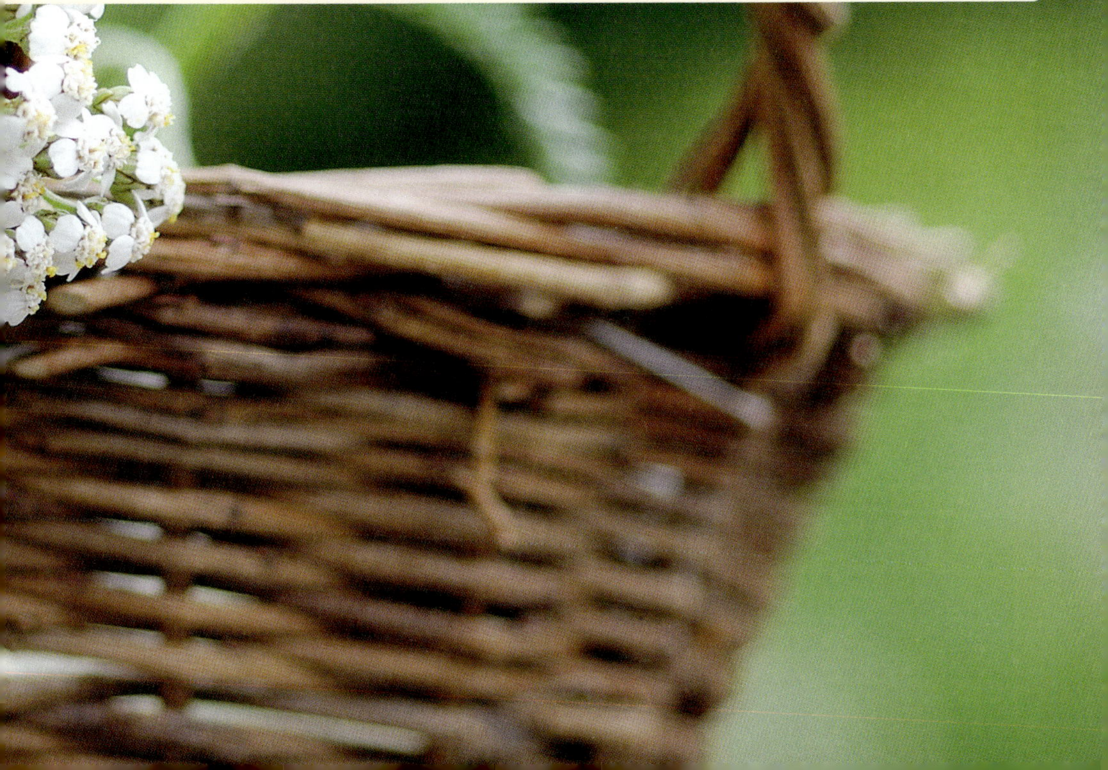

Viele Lebensmittel und Gewürze haben eine heilende Wirkung auf Magen- und Darmbeschwerden. Besonders wirksam sind Tees und Teemischungen. Sie erhalten sie in Bioläden und Drogerien, teilweise auch günstig in einem Discounter. Manchmal jedoch reichen einfache Tees oder andere Kräuter, die als Lebensmittel deklariert sind, nicht aus. In diesen Fällen müssen Sie auf Arzneipflanzen zurückgreifen, die Sie am besten in der Apotheke, im Reformhaus oder von Händlern kaufen, bei denen Sie sicher sein können, dass die Pflanzen Arzneibuchqualität (DAB oder Ph. Eur.) aufweisen. Nur diese Qualität garantiert einen ausreichenden Wirkstoffgehalt.

Zum Beispiel darf Kamillentee in Arzneibuchqualität nur Blütenköpfchen und wenige Blütenstängel enthalten. Die getrocknete Arzneipflanze muss einen Gehalt von mindestens 0,4 Prozent ätherischem Öl und mindestens 0,25 Prozent Apiginin-7-glykosid (wirksames Flavonoid) enthalten. Das ätherische Öl muss die Farbe blau aufweisen. Dies zeigt, dass es reich an Chamazulen ist. All diese Voraussetzungen erfüllen nur aufwendig geerntete (nur Blütenköpfchen), nicht zu alte, richtig gelagerte Kräuter, die aus gutem Saatmaterial erzeugt wurden. Bereits der Anbau wurde im Hinblick auf eine medizinische Wirksamkeit sorgfältig durchgeführt. Auch eine „Lebensmittelkamille" oder Wildsammlung kann diese Kriterien erfüllen, muss es aber nicht.

Bleiben wir beim Beispiel Kamillentee: Wenn Sie den Tee unter der Rubrik Lebensmittel oder Kräutertee kaufen, so ist aus Kostengründen Kamillenkraut beigefügt, da der Lebensmittelhandel zu sehr unter Preisdruck steht, um eine Arzneibuchkamille als Lebensmittel verkaufen zu können. Es handelt sich dann um eine Mischung, die in der Regel nur ungefähr 10 Prozent Blüten enthält und damit wenig ätherisches Öl und Flavonoide (sekundäre Pflanzenstoffe). Das genügt oft, aber für arzneiliche Zwecke ist so ein „Lebensmittel" unter Umständen nicht ausreichend – es soll ja mehr als nur schmecken. Im Folgenden habe ich gegebenenfalls darauf hingewiesen, wenn Sie tatsächlich die Arzneipflanze in Arzneibuchqualität benötigen.

Bei manchen Heilkräutern ist die Anwendung etwas kompliziert, daher werden im Folgenden die Dosierungen und Anwendungen einiger häufig angewandter Heilkräuter, die zur Linderung von Verdauungsproblemen angewandt werden, beschrieben.

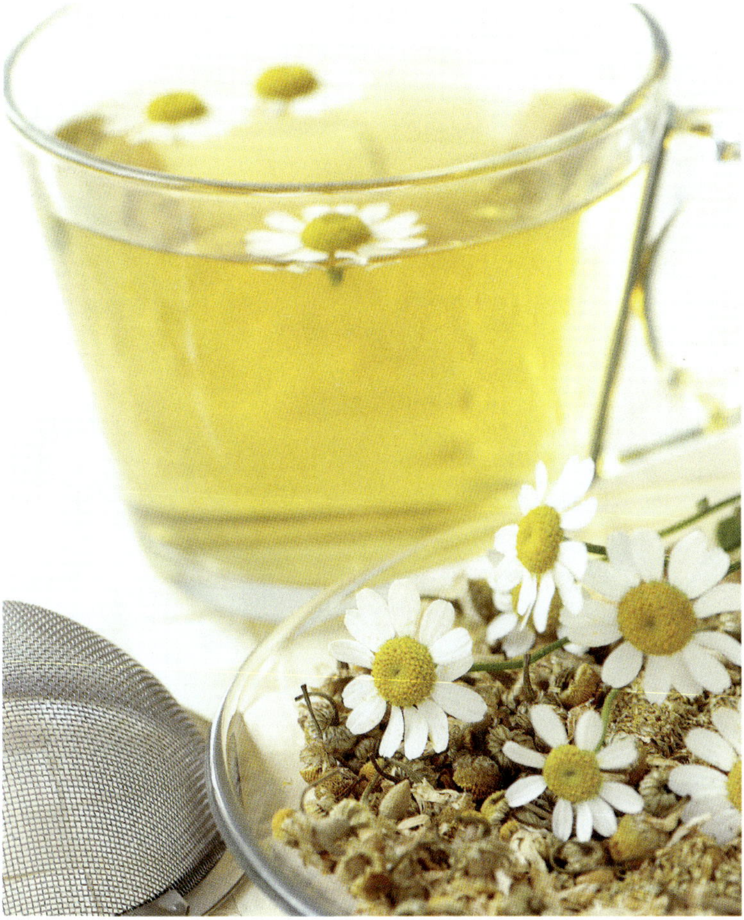

Kamille aus der Apotheke ist medizinisch wirksam.

Anis

Anis (Pimpinella anisum L.) kommt ursprünglich aus Asien und den südöstlichen Mittelmeerländern. Bei uns findet man ihn nur in Gärten, das heißt, er ist kein Wildkraut. Die süßlich schmeckenden Früchte von Anis sind uns aus der Weihnachtsbäckerei und aus Schnäpsen, wie dem Ouzo, vertraut.

!

Anis hilft gegen Verdauungsbeschwerden.

Anisfrüchte wendet man in Form von Teeaufgüssen oder Öl an – auch Anisöl wird gegen Verdauungsbeschwerden eingesetzt. Damit das ätherische Öl der Früchte in das Teegetränk übergehen kann, sollte man die Anisfrüchte vor der Teebereitung zerkleinern. Dazu zerquetscht man sie vor dem Überbrühen, z. B. mit einem Löffel, in der Tasse oder besser mit einem kleinen Mörser.
Teezubereitung: 1 gehäufter TL zerstoßene Anisfrüchte mit ¼ l kochendem Wasser übergießen, 10–15 Minuten ziehen lassen, dann abseihen.

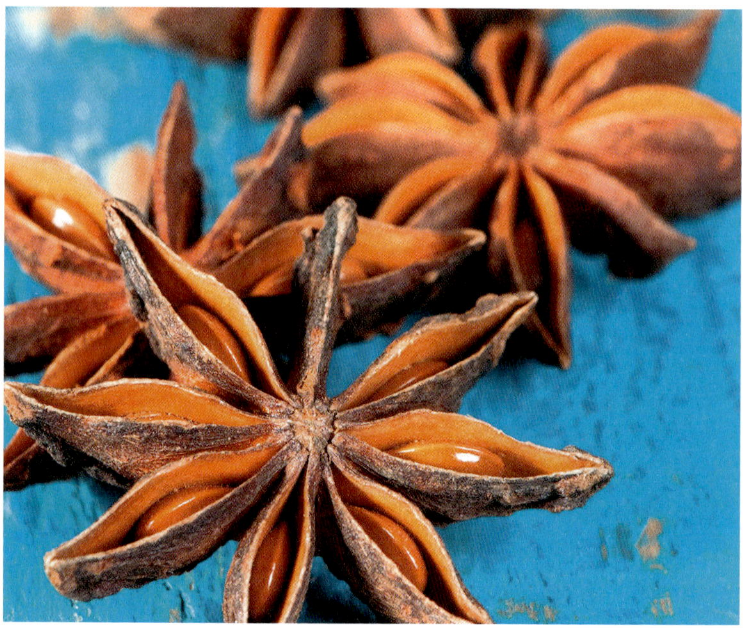

Anis kann als Teeaufguss oder als Öl verwendet werden.

Annattostrauch

Der etwa 5 bis 10 Meter hohe Annattostrauch (Bixa orellana), in Brasilien unter der Bezeichnung „Urucum" oder in spanischsprachigen Ländern als „Achiote" bekannt, stammt aus dem brasilianischen Regenwald und wird vor allem auf Plantagen in Kenia, Tansania und Indien kultiviert.

An den Zweigenden findet man rotorange, herzförmige und mit Stacheln bewachsene „Beutelchen", die etwa 50 Samen enthalten. Die Sträucher sind voll von diesen Früchten, die bis zu 270 kg Samen liefern! Jeder Samen ist mit einem rötlichen, sogenannten Samenbläschen bedeckt, das gelborangenen Farbstoff enthält.

Im Tierversuch wurde bislang die reduzierte Bildung von Magensaft nachgewiesen. Da auch schon Gebärmutterkontraktionen dadurch aufgetreten sein sollen, empfiehlt man Schwangeren, die Pflanze nicht zu verwenden.

! Annatto reduziert die Bildung von Magensaft.

Teezubereitung: 8–10 getrocknete Blätter in kaltem Wasser aufweichen, etwa 10 Minuten kochen, dann abseihen. Stehen lassen und 2–3-mal täglich eine Tasse davon trinken.

Artischocke

Die Artischocke ist eine distelartige, kräftige Kulturpflanze aus der Familie der Korbblütler. Artischockenblätter (Cynara scolymus L.) und -wurzeln enthalten die Bitterstoffe Cynarin, Chlorogensäure und damit verwandte Verbindungen. Man wendet sie als Frischpflanzenpresssäfte, als Teeaufguss oder als wässrigen Extrakt an.

Artischocken wird eine appetitanregende, verdauungsfördernde und cholesterinsenkende Wirkung zugeschrieben. Sie wird außerdem bei Verdauungsbeschwerden, besonders bei Störungen des ableitenden Gallensystems, eingenommen.

! Artischocken regen die Verdauung an.

Teezubereitung: 2 gehäufte EL Wurzeln oder Blätter mit ¼ l kochendem Wasser übergießen, 5 Minuten ziehen lassen, dann abseihen.

Baldrian

Im Volksmund wurde Baldrian auch Katzenkraut genannt, da er aufgrund seines Geruchs Katzen anlockt.

Üblicherweise setzt man Baldrian (Valeriana officinalis L. s. l.) bei Nervosität, Schlaflosigkeit und vielen psychosomatisch bedingten Krankheiten als Tee, Tinktur oder Pulver (z. B. Tabletten) ein. Aber auch bei Magenkrämpfen, Koliken, Durchfall und Blähungen kann er wirkungsvoll eingesetzt werden.

!

Baldrian hilft auch bei Blähungen.

Die Wurzel wird in Form einer Teeabkochung verwendet. Am besten ist jedoch ein Kaltauszug. Auch die Blüten ergeben einen Tee, der obendrein deutlich milder als die Wurzel wirkt und angenehmer riecht. Leider gibt es ihn meist nicht im Handel, das heißt, man muss die Blüten selbst suchen. Diese kann man dann wahlweise als Kaltauszug oder als Teeabkochung zubereiten. Auch Baldrianwein gibt es.

Zubereitung Kaltauszug: 1–2 TL Baldrianwurzel mit 1 Tasse kaltem Wasser übergießen, etwa 12 Stunden ziehen lassen, dann abseihen und auf Trinktemperatur erwärmen. In kleinen Schlucken trinken.

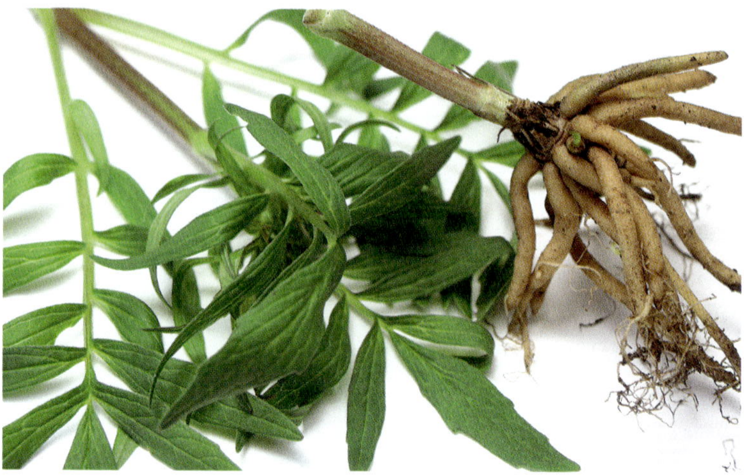

Baldrian wirkt gegen Magenkrämpfe, Koliken, Durchfall und Blähungen.

Blutwurz

!

Hilft bei akutem, unspezifischem Durchfall.

Der von den Wurzeln befreite Wurzelstock der Blutwurz (Potentilla erecta) bzw. der Tormentillwurzelstock, volkstümlich auch Fingerkrautwurzel, Rotwurz oder Siebenfingerwurzel genannt, wird in Form der pulverisierten Arzneipflanze (aufgeschwemmt z. B. in Rotwein) oder als Teeabkochung bzw. als Tinktur bei Magen- und Darmstörungen verwendet. Besonders wirksam ist das Pulver, da die enthaltenen Gerbstoffe (die auch in Rotwein enthalten sind, dadurch die etwas überraschende Mischung) langsam aus ihm freigesetzt werden und daher auch die tieferen Darmabschnitte erreichen.

Teezubereitung: 1 TL Blutwurzpulver mit ¼ l kaltem Wasser übergießen, 15 Minuten kochen, dann abseihen.

Boldoblätter

Der Strauch Peumus boldus ist in den Anden Südamerikas und in Marokko beheimatet. Seine Laubblätter helfen bei verschiedenen Verdauungsstörungen. Boldoblätter wirken krampflösend, gallefördernd und steigern die Magensaftsekretion. Sie werden auch als Gewürz verwendet, schmecken leicht scharf und bitter. Ihr Aroma erinnert an die Gewürze Kampfer und Rosmarin. Die Boldoblätter müssen wie Lorbeerblätter vor dem Essen entfernt werden. Sie können aus den Blättern einen Tee zubereiten, der bei schweren Lebererkrankungen und Verschluss der Gallenwege allerdings nicht getrunken werden sollte. Auch bei Gallensteinleiden fragen Sie besser vorher den Arzt. Sie erhalten Boldoblätter in der Apotheke.

!

Nicht bei Gallensteinen anwenden.

Teezubereitung: 1 TL Boldoblätter mit 150 ml heißem Wasser übergießen, 10–15 Minuten ziehen lassen, dann abseihen.

Chancapiedra

Der Name Chancapiedra (Phyllanthus niruri) bedeutet „Steinbrecher“, ein Hinweis darauf, dass die krautige Pflanze Nieren- und

Gallensteine zerstören kann. Sie gehört zur Familie der Wolfsmilchgewächse, hat kleine Blätter und weiße Blüten. Man findet sie im Regenwald Amazoniens und anderen tropischen Gebieten inklusive den Bahamas, Südindien und China. Sie wird im Regenwald gesammelt und nicht kultiviert. Verwendet wird der komplette oberirdische Teil mit Stängel, Blättern und Blüten.

Die Pflanze wirkt verdauungsfördernd und abführend, sie senkt den Cholesterinspiegel, stärkt die Leber, wirkt gegen hohen Blutdruck und Hepatitis und gilt allgemein als stärkend.

Teezubereitung: 5 g des Naturheilmittels in kaltem Wasser aufweichen, dann ca. 10 Minuten kochen, stehen lassen und 1 Tasse davon 2- bis 3-mal täglich zu sich nehmen, dann abseihen.

Enzianwurzel

Die Enzianwurzel (Gentiana lutea L.), auch Bergfieber-, Bitter-, Hoch- und Inzallwurzel genannt, hat einen hohen Bitterstoffgehalt. Man verwendet die getrockneten Wurzeln und Wurzelstöcke, d. h. alle unterirdischen Pflanzenteile. Vor allem bei Verdauungsschwäche und Völlegefühl hat sie sich bewährt.

!

Bei Verdauungsschwäche und Völlegefühl.

Die Wirkstoffe der Enzianwurzel gelangen durch den direkten Kontakt mit den entsprechenden Schleimhäuten in Magen und Darm zu den Organen, auf die sie positiv einwirken können. Außerdem führen Bitterstoffe bei Kontakt mit bestimmten Zellen der Zunge zu der Geschmacksempfindung bitter. Durch diesen Nervenreiz in den Geschmacksknospen am Zungengrund erfolgt eine Stimulierung der Enzymproduktion von Magen und Darm.

Sie können die Wurzel als wässrige Zubereitungen (z. B. Tee) sowie als weinige oder alkoholische Tinktur zu sich nehmen. Letztere erhalten Sie in der Apotheke. Man kann sie tropfenweise dosieren und damit dem individuellen Geschmack anpassen. Außerdem sind fertige Teemischungen mit Enzian sowie einige Fertigpräparate erhältlich.

Teezubereitung: ½ TL zerkleinerte Enzianwurzel mit 150 ml kaltem Wasser übergießen, nur kurz aufkochen, dann abseihen. Da die Enzianbitterstoffe hitzeempfindlich sind, kann man auch einen Kaltansatz über 8 bis 10 Stunden verwenden.

Fenchelsamen

Um die Verdauung zu unterstützen, verwendet man die getrockneten, reifen Früchte (Samen) und das aus ihnen gewonnene ätherische Öl, vor allem des Bitterfenchels (Foeniculi mari fructus). Die Knolle des Süßen Fenchels wird in der Regel als Gemüse gegessen.

Am besten pulverisieren Sie die Früchte direkt vor der Zubereitung, so extrahieren Sie das ätherische Öl auch aus den tiefer liegenden Exkreträumen. Während der Extraktion müssen Sie das Gefäß verschließen. Solange es nicht ärztlich anders verordnet ist, verwendet man 5 bis 7 Gramm der Samen des Bitterfenchels oder 10 bis 20 Gramm Fenchelsirup. Neben dem Fencheltee gibt es auch noch Fencheltinktur und -honig.

Teezubereitung: 1 EL Fenchelsamen mit ¼ l kochendem Wasser übergießen, 10–15 Minuten ziehen lassen, dann abseihen. In kleinen Schlucken trinken.

!

Gegen Appetitlosigkeit, Völlegefühl und Blähungen.

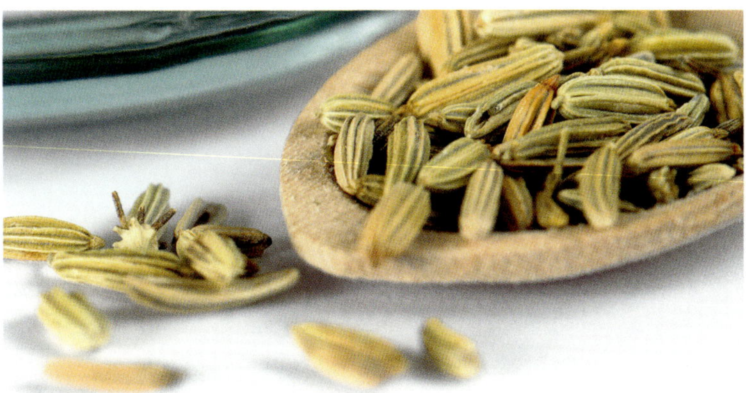

Unmittelbar vor der Teezubereitung sollten die Fenchelsamen zu Pulver zerstoßen werden.

Flohsamen

Flohsamen (Plantaginis ovatae semen) werden unter dem Namen Indische Flohsamen als Lebensmittel und zu Heilzwecken vertrieben und dafür hauptsächlich in Indien und Pakistan angebaut. Sie haben sich als natürliches und effektives Darmregulans bewährt.

!

Flohsamen haben die höchste Quellzahl.

Unter den Schalen hat die indische Variante die beste Wirkung. Von den Samen entfernen Sie am besten ihr Inneres und verwenden nur die äußere hellbeige bis fast farblose Samenhülle. Die Samenhülle hat mit Abstand die höchste Quellzahl (siehe S. 105) von mindestens 40 bis über 100. Die Schalen werden dem ganzen Samen auch deshalb vorgezogen, weil bei ihnen die Dosierung gesenkt werden kann, denn die Schalen haben einen etwa 4-fach größeren Quelleffekt als die ganzen Samen. So reicht bereits eine geringere Menge aus, um die Darmbewegung zum Transport des Stuhls in Gang zu bringen. Durch das erhöhte Stuhlvolumen im Darm entsteht ein höherer Druck auf die Darmwand, der die Darmbewegungen (Peristaltik) verursacht und damit den Reflex zur Darmentleerung auslöst. Für die starke Quellung sind sogenannte Flosine-Schleimpolysaccharide verantwortlich, die sich in den Samenschalen befinden. Die Flohsamenschalen können auch von Prothesenträgern problemlos verwendet werden.

Für die Flohsamenschalen hat die Europäische Arzneimittelbehörde EMEA in London als erste Arzneipflanze überhaupt die Wirksamkeit und Sicherheit im Oktober 2006 in Form eines „EU Herbal Monograph" bescheinigt.

Da die Flohsamenschalen viel Flüssigkeit aufnehmen, ist es wichtig, dass Sie gleichzeitig mit der Einnahme viel trinken (150 Milliliter Wasser auf 5 Gramm Arzneipflanze). Am besten rühren Sie das Produkt in Flüssigkeit an und trinken es so. Achten Sie darauf, Flohsamen erst eine halbe bis eine Stunde nach Einnahme von Arzneimitteln zu nehmen. Man geht von einer Tagesdo-

sis von 4 bis 5 Gramm Flohsamenschalen aus, verteilt auf 3 Portionen. Granulate und Pulver haben gegenüber Tabletten oder Kapseln den Vorteil, dass Sie keine große Anzahl bzw. Menge einnehmen müssen, um eine wirksame Dosis zu erreichen. Anstelle von aromatisiertem oder gezuckertem Pulver sollten Sie besser ein Pulver ohne solche Zutaten vorziehen, da Sie es dann auch in unterschiedliche Getränke einrühren können und dadurch eine Abwechslung haben. Flohsamen eignen sich als Schleimmittel für Magen und Darm sowie bei Entzündungen des Dünndarmes (Enteritis) auch zum Dauergebrauch.
Anwendung: Geben Sie über den Tag verteilt 1–2 TL der Samen in die Speisen, beispielsweise in das morgendliche Müsli, oder rühren Sie 1–2 TL in 1 Glas Wasser ein.

Ingwer

Ingwer (Zingiber officinale) ist ein Staudengewächs, das so ähnlich wie Schilf aussieht. Die Wurzeln sind knollig verdickt und bilden einen Wurzelstock, die Ingwerwurzel. Eigentlich handelt es sich bei dem knolligen Gewächs nicht um eine Wurzel, sondern um ein Rhizom, sozusagen dem Mittelstück zwischen Stängel und Wurzel. Der Vorteil: Aus einem Rhizom kann Jahr für Jahr eine neue Pflanze wachsen – bei einer Wurzel funktioniert das nicht. Diese „Pseudowurzel“ wird als einziger Teil der Pflanze genutzt. Dabei ist der Erntezeitpunkt für den Geschmack wichtig: Je später geerntet wird, desto größer ist das Rhizom. Je größer es ist, desto schärfer wird die Knolle.

Generell schmecken Ingwerwurzeln brennend scharf. Dies geht auf ihren Inhaltsstoff, das scharfe Gingerol, zurück. Außerdem enthalten sie ätherische Öle und Stärke.

Die Öle und Harze des Ingwers verwendet man in der Medizin. In einigen asiatischen Ländern wird aus Ingwer ein Medikament gegen Magenschmerzen hergestellt. In der Naturheilkunde hilft ein Tee aus Ingwer zum Beispiel bei Übelkeit, Appetitlosig-

!

Zur Vorbeugung von Reise- oder Seekrankheit.

keit oder Magenproblemen bzw. -geschwüren, zudem wird die Verdauung angeregt. Das Gingerol des Ingwers ähnelt im chemischen Aufbau demjenigen „normaler“ Kopfschmerztabletten. Entsprechend ähnlich wirkt das Gewürz. Ein Tee aus dem Absud von frischen Knollenstückchen einige Tage getrunken, soll angeblich besser helfen als die entsprechenden Tabletten.

Teezubereitung: 1 TL mit 150 ml heißem Wasser übergießen, 5 Minuten ziehen lassen, dann abseihen. Über den Tag hinweg 3 Tassen davon schluckweise trinken.

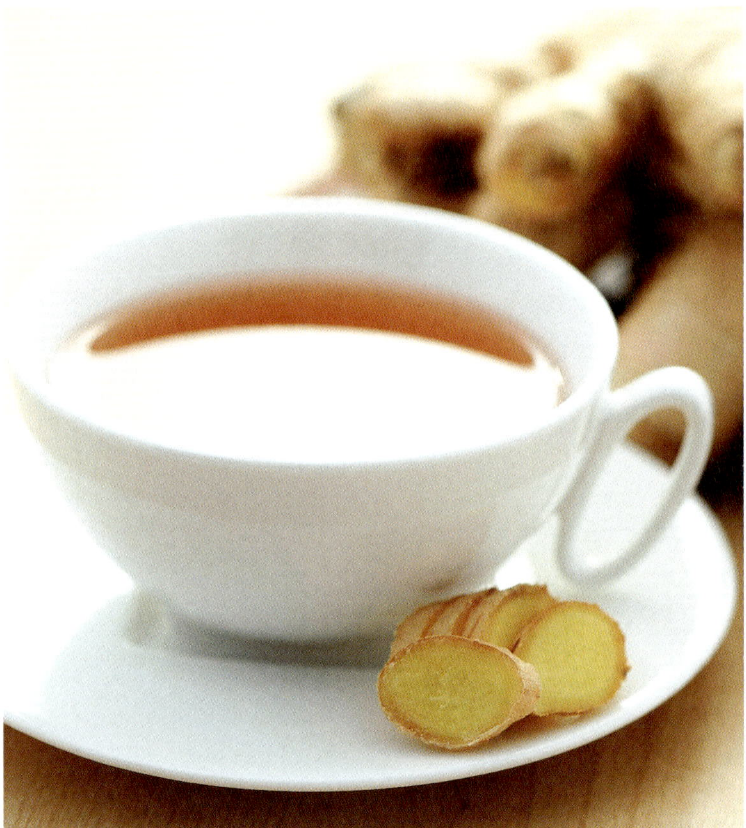

Ein Tee aus frischer Ingwerwurzel hilft gegen Übelkeit, Appetitlosigkeit, Magenprobleme und Kopfschmerzen.

Kaffee

Kaffee gilt mal als gesundheitsfördernd, mal als gesundheitsschädigend. Auch das Märchen vom Flüssigkeitsräuber hält sich hartnäckig. So schlimm ist die Bohne jedoch nicht, ganz im Gegenteil: Die wichtigste Säure des Kaffees ist die sogenannte Chlorogensäure. Sie wird bei normaler Röstung um ca. 30 Prozent, bei starker Röstung – z. B. für Espresso – um bis zu 70 Prozent abgebaut. Diese Säure steigert die Salzsäureproduktion im Magen. Bei Magen- und Zwölffingerdarmgeschwüren ist sie deshalb schädlich. Die im Kaffee enthaltenen Röststoffe wirken jedoch stimulierend auf den Magen-Darm-Trakt und das Leber-Galle-System.

Zubereitung: In vielen westlichen Ländern, wie zum Beispiel Deutschland und den USA, wird das gemahlene Kaffeepulver in einen Filter gefüllt und dann automatisch oder per Hand mit heißem, nicht kochendem Wasser überbrüht. Die richtige Menge ist wichtig für einen aromatischen Kaffee. Man empfiehlt ca. 10 Gramm auf 180–200 ml Wasser.

!

Gegen Blähungen, Durchfall, Magen- und Darmstörungen.

Kamille

Manchmal helfen bei Verdauungsbeschwerden bereits die als Lebensmittel verkauften Kamillenteemischungen. Effektiver sind die Mischungen der Deutschen bzw. Gemeinen Kamille (Chamomilla recutita) aus den voll aufgeblühten hohlen Blütenköpfchen, die Sie in Apotheken oder Reformhäusern in Arzneibuchqualität erhalten.

Soweit nicht anders verordnet, sollten Sie 3- bis 4-mal täglich eine Tasse Kamillentee trinken, am besten frisch zubereitet und zwischen den Mahlzeiten. Mit alkoholisch-wässrigen Auszügen bzw. Konzentraten kann man die Wirkung des Tees verstärken.

Teezubereitung: 1 gehäufter EL Kamillenblüten mit ca. 150 ml heißem Wasser übergießen und zudecken, 10–15 Minuten ziehen lassen, dann abseihen.

!

Gegen viele Verdauungsbeschwerden.

!

Knoblauch hilft gegen Blähungen.

Knoblauch

Knoblauch (Allium sativum) wirkt aufgrund seiner Inhaltsstoffe gegen verschiedene Verdauungsbeschwerden, der scharfe „Arzneiknoblauch“ aus Osteuropa oder China besser als unser „Gemüseknoblauch“. Durch die Abtötung krankmachender Keime verringert Knoblauch Gärungsprozesse im Darm. So hilft er bei Magen-Darm-Störungen, Appetitlosigkeit, Verdauungsstörungen, Blähungen, Magenschwäche, Verstopfung und Durchfall. Er wirkt außerdem Galle treibend und entspannend bei krampfartigen Schmerzen. Auch Völlegefühl, Aufstoßen und Übelkeit werden positiv beeinflusst. Knoblauch kann man frisch, als Granulat oder Kapseln zu sich nehmen.

Anwendung: Knoblauch wird als Kur am besten über längere Zeit eingenommen. Hierzu essen Sie täglich 3 kleine Knoblauchzehen als Gewürz in den Mahlzeiten oder die entsprechende Menge Kapseln.

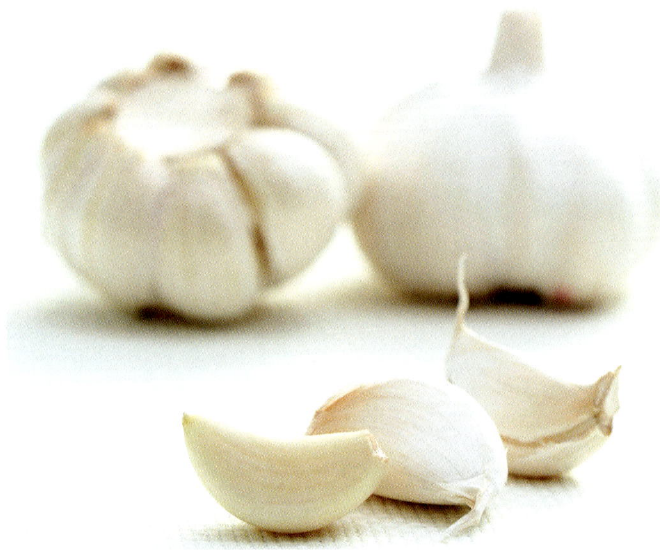

Knoblauch kann frisch, als Granulat oder Kapseln eingenommen werden.

Kümmel

Die reifen Samen und das aus ihnen hergestellte ätherische Öl der Kümmelfrüchte (Carum carvi) wirken durchblutungsfördernd auf die Magen- und Darmschleimhäute. Am besten essen Sie die zerkauten oder frisch zerstoßenen Kümmelfrüchte oder nehmen eine alkoholische Lösung oder Tinktur zu sich. Auch eine Kombination mit Anis und Fenchel im Verhältnis 1:1:1, der sogenannte AKF-Tee, ist hilfreich. Achten Sie bei der Zubereitung des Tees darauf, dass das ätherische Öl nicht bereits verdampft ist, denn das Öl kann nur in das Getränk übergehen, wenn die Kümmelfrüchte zerkleinert werden. Anschließend müssen sie aromadicht und einzeln in Aufgussbeuteln verpackt bzw. die frischen Früchte direkt vor der Teezubereitung zerkleinert werden. Das heißt, die Teekanne muss auch verschließbar sein.

Zubereitung Kümmellösung: 1–2 TL gemahlene Kümmelsamen mit 150 ml kochendem Wasser übergießen, 10–15 Minuten zugedeckt ziehen lassen, dann abseihen.

!

Kümmel wirkt durchblutungsfördernd auf die Magen- und Darmschleimhäute.

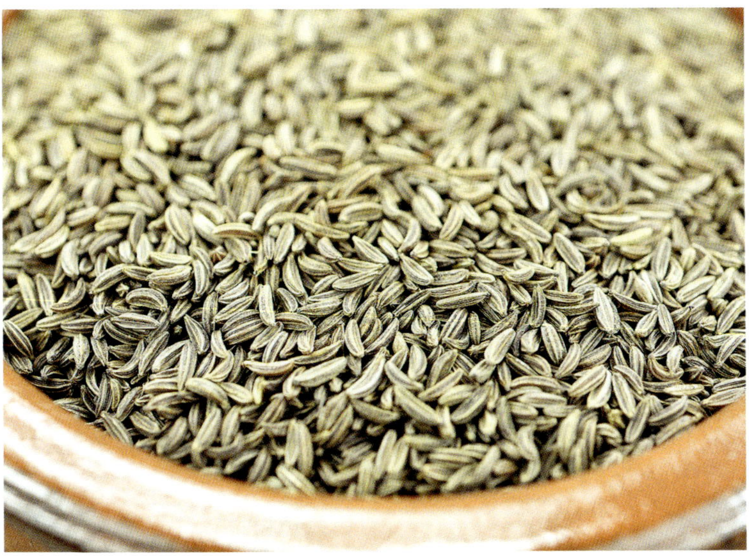

Kümmelsamen müssen vor der Teezubereitung zerkleinert werden.

Kurkuma

Das südasiatische Gewürz Kurkuma, auch Gelbwurz oder Turmerik genannt, wird aus dem Wurzelstock des Ingwergewächses Curcuma longae gewonnen. Kurkuma gibt es als Arzneipflanze in Pulverform sowie als alkoholischen Trockenextrakt. Als Gewürz erhalten Sie Kurkuma auch in Bioqualität. Es schmeckt bitterscharf und wird industriell als Bestandteil von Senf, Worcestersoßen und vor allem für Currymischungen eingesetzt. Auch in asiatischen Gerichten finden Sie häufig Kurkuma. Sein Farbstoff Kurkumin besitzt antioxidative Wirkung, schützt also vor den negativen Wirkungen des Sauerstoffs.

!

Hilfreich bei Verdauungsproblemen.

Kurkuma wird erfolgreich bei Verdauungsproblemen eingesetzt. Man geht von einer mittleren Tagesdosis von 2 Gramm des Heilkrauts aus. Sollte man Tee bevorzugen, ist es besser, Produkte zu wählen, die den Forderungen des Europäischen oder Deutschen Arzneibuch entsprechen. Diese erhalten Sie in der Regel nur in der Apotheke oder im Reformhaus.

Teezubereitung: 1 TL Kurkuma-Pulver mit 150 ml heißem Wasser übergießen, 10–15 Minuten ziehen lassen, dann abseihen. Trinken Sie vor den Mahlzeiten jeweils 1 Tasse.

Lavendel

Lavendel hat eine beruhigende Wirkung bei Unruhezuständen und Einschlafstörungen. Vom Lavendelöl gibt man 1 bis 4 Tropfen (ca. 20 bis 80 Milligramm) z. B. auf ein Stück Würfelzucker. Mont-Blanc- und Barreme-Lavendelöl sind die am besten standardisierten Lavendelölqualitäten. Qualitätsmäßig gleich sind Öle aus Wildsammlungen und kultivierte Lavandula-angustifolia-Zubereitungen.

In Apotheken erhalten Sie echtes Lavendelöl in Arzneibuchqualität. Lavendel wirkt blähungstreibend, harntreibend und krampflösend. In der Naturheilkunde wird er oft beruhigenden Teemischungen beigesetzt.

Teezubereitung: 1–2 TL der getrockneten Arzneipflanze mit ¼ l heißem Wasser übergießen, 10 Minuten ziehen lassen, dann abseihen.

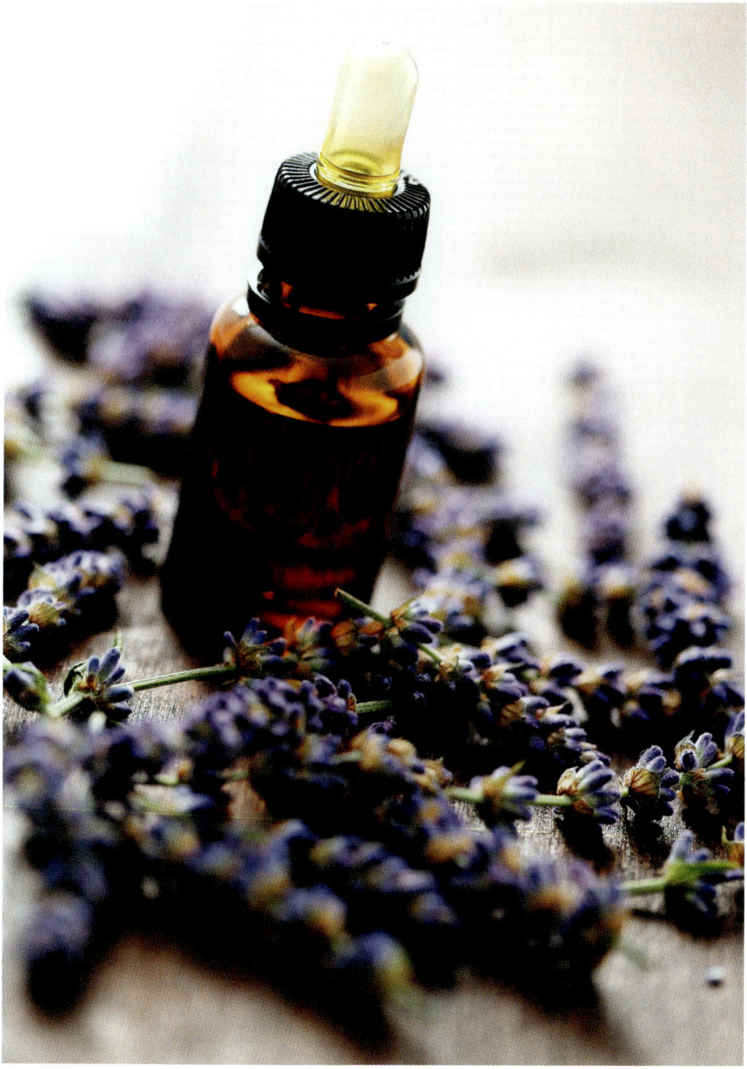

In Apotheken erhalten Sie echtes Lavendelöl in Arzneibuchqualität.

Leinsamen

Leinsamen (Linum usitatissimum) haben sich als natürliches Abführmittel bewährt, das bei Verstopfung angewendet wird. Ihre abführende Wirkung beruht darauf, dass in ihrer Samenschale Schleime enthalten sind, die durch Wasseraufnahme quellen. Leinsamenschleim kann zum Schutz der Magenschleimhaut bei Gastritis eingenommen werden. Es gibt Hinweise darauf, dass Leinsamen auch gegen Prostatakrebs vorbeugen können.

> !
>
> Leinsamen „benötigen" viel Flüssigkeit!

Damit Sie die reifen Samen zur Darmregulierung verwenden können, muss die Quellzahl von Leinsamen (siehe S. 105) zwischen 4 und 6 liegen, besser bei 6. Diese ist bei Lebensmitteln, die für Arzneizwecke aus ökologischem, pestizidfreiem Anbau stammen sollten, oft schwierig zu erreichen. Das Arzneibuch fordert braune Samen, es gibt jedoch speziell für die arzneiliche Verwendung gezüchtete gelbe Samen, die geeigneter sind, da sie eine höhere Quellzahl haben und besser schmecken – wie Linusit- bzw. Creola-Leinsamen, die strengen Qualitätsprüfungen unterliegen.

Schleimabkochungen bei Entzündungen der Magen- und Darmschleimhaut, Reizdarm und Hämorrhoiden: 3 EL unzerkleinerten oder „aufgeschlossenen" (= nicht geschroteten) Leinsamen mit ½ l Wasser vermischen, über Nacht einweichen, ganz kurz aufkochen und über Verbandsmull abseihen, um die Samen zu entfernen. Diese Zubereitung am besten in mehreren kleinen Portionen jeweils mit ca. 150 ml Flüssigkeit an einem Tag einnehmen, z. B. zusammen mit Saft oder Kamillen-, Melissen- oder anderen Tees.

Löwenzahn

Die Bitterstoffe des Löwenzahns (Taraxacum officinale) regen den Appetit und Stoffwechsel an, fördern den Gallenfluss und die Fettverdauung. Traditionell wird Löwenzahn als appetitanregendes Tonikum gehandelt und auch bei Völlegefühl, Blähungen,

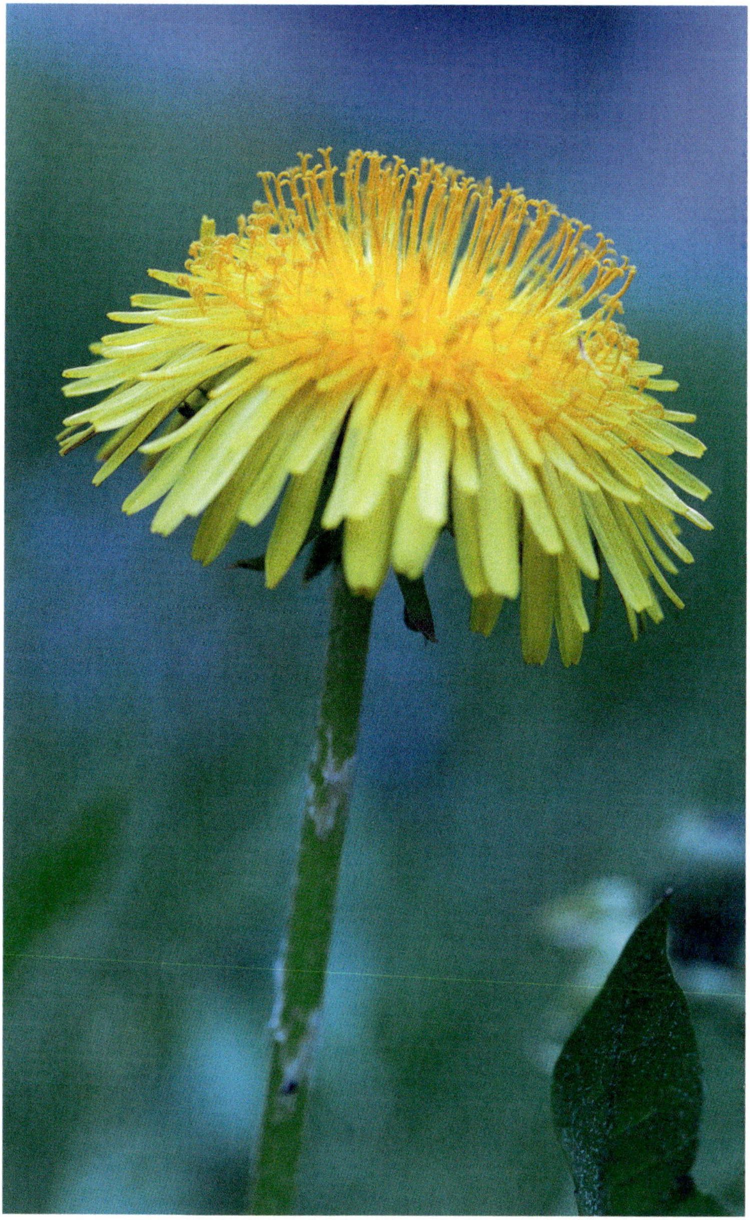

Löwenzahn wirkt krampflösend und entzündungshemmend.

Verstopfung sowie Magen-, Leber- und Gallenblasenbeschwerden eingesetzt. Sie können Löwenzahn als Frischpflanzenpresssaft aus dem Kraut, als Teeaufguss, als alkoholischen Auszug oder als wässrige oder alkoholische Trockenextrakte (oft in Kombinationspräparaten) zu sich nehmen.

Zubereitung Abkochung: 4 TL Löwenzahn mit ¼ l kaltem Wasser ansetzen und zum Kochen bringen, 15 Minuten ziehen lassen, dann abseihen. 2-mal täglich 1 Tasse trinken.

Mariendistel

Die Mariendistel gehört zur Familie der Korbblütler und stammt ursprünglich aus Südeuropa, Südrussland, Kleinasien und Nordafrika. Zu erkennen ist sie an den großen, grünweiß marmorierten Blättern, die dornig gezähnt sind.

Dem Tee aus gemahlenen Mariendistelfrüchten (Fructus Cardui mariae) und dem Kraut wird eine günstige Wirkung auf Verdauungsstörungen sowie Magen-Darm-Beschwerden zugeschrieben. Es gibt sie auch als alkoholische Tinktur und Trockenextrakt.

! Gegen Reisekrankheit.

Teezubereitung: 1 TL der zerstoßenen Samen mit 150 ml kochendem Wasser übergießen, 10–15 Minuten ziehen lassen, dann abseihen.

Melissenblätter

Melissenblätter (Fructus Cardui mariae), im Volksmund auch als Garten- oder Zitronenmelisse bezeichnet, helfen bei Magen-Darm-Beschwerden. Besonders zu empfehlen ist ein Tee aus frischer Melisse, der sich in gekühlter Form sehr gut als Erfrischungsgetränk eignet. Bei stärkeren Beschwerden sollten Sie auf alle Fälle Melissentee-Aufgussbeutel aus der Apotheke nehmen, da dort Arzneibuchqualität garantiert werden muss.

! Melissentee schmeckt auch kalt.

Teezubereitung: 2 gehäufte EL getrocknete Blätter mit ¼ l kochendem Wasser übergießen, in einem gut verschlossenen Gefäß 5 Minuten ziehen lassen, dann abseihen.

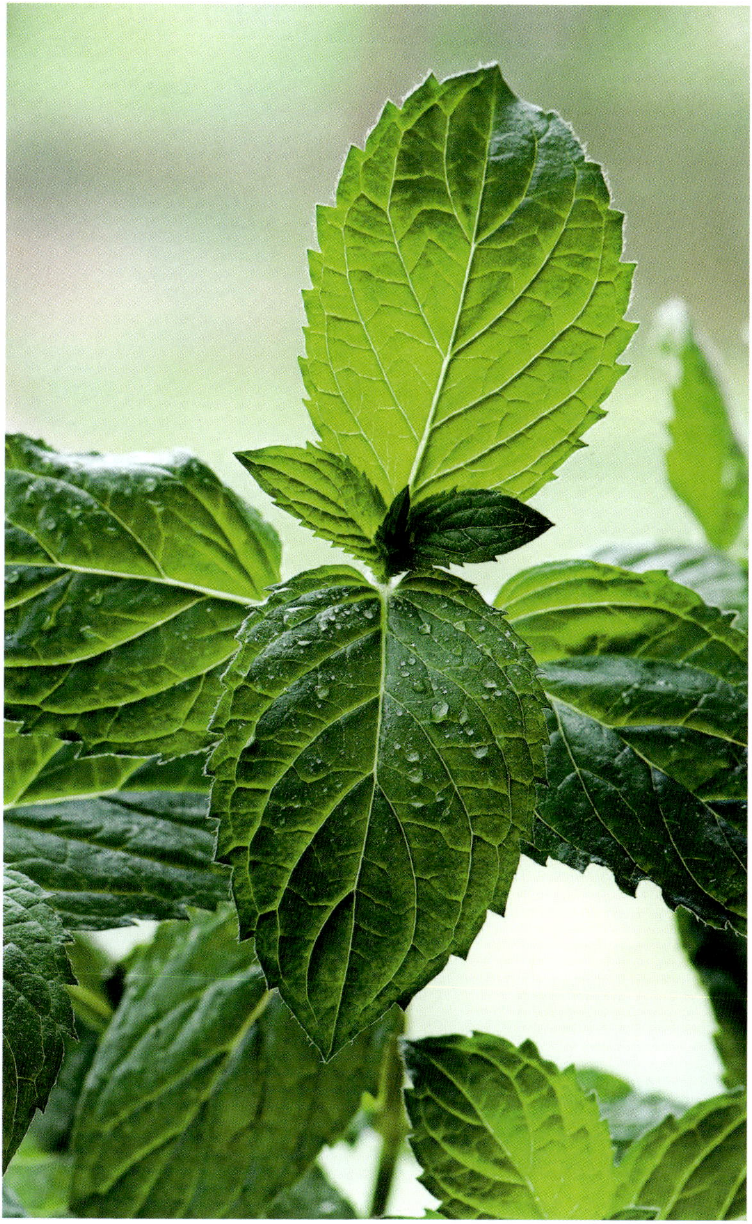

Aus den Blättern der Zitronenmelisse lässt sich ein magenfreundliches Erfrischungsgetränk bereiten.

Eine Prise Muskat am Essen wirkt verdauungsfördernd. Vorsicht: Bei höheren Dosierungen kann es zu Vergiftungserscheinungen kommen.

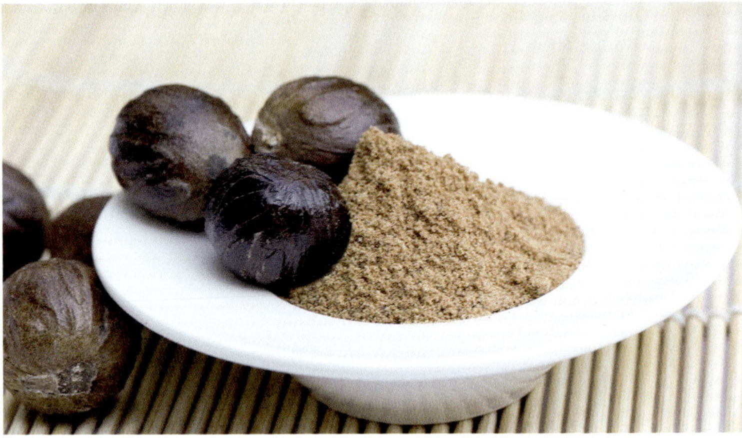

Muskat

Das Gewürz Muskat (Myristica fragrans) wirkt verdauungsfördernd. Es ist daher Bestandteil verschiedener Magenmittel. Das Gewürz kann außerdem gegen Übelkeit, Durchfall, Ruhr und Blähungen helfen. Man sollte es jedoch nur als entsprechendes Präparat aus der Apotheke unter Beachtung der Dosierungsvorschrift oder als Gewürz verwenden, da die Muskatnuss das giftige Myristicin enthält. Um Vergiftungserscheinungen wie Herzjagen und Halluzinationen zu vermeiden, sollten Sie nicht zu viel zu sich nehmen; mehr als 5 Nüsse können sogar tödlich wirken.

Zubereitung: 0,5–1,5 g Muskatnuss (1 Prise) an das Essen geben.

!

Muskatnuss gilt auch als Aphrodisiakum.

Pfefferminze

Man verwendet die Blätter der Pfefferminze (Mentha x piperita) und Minzöl, das ätherische Öl der Ackerminze (Mentha arvensis). Pfefferminzblätter und Minzöl besitzen eine krampflösende und blähungstreibende Wirkung. Auch ein Teeaufguss, der oft zusammen mit Melisse und/oder Kamillenblüten angeboten wird, eignet sich daher zur Behandlung von krampfartigen Beschwerden im Magen-Darm-Bereich, bei Verdauungsbeschwerden und bei Blähungen. Als Erfrischungsgetränk bieten sich frische Pfefferminzblätter an.

Soweit nicht anders verordnet, nimmt man 3 bis 6 Gramm der getrockneten Arzneipflanze oder 5 bis 15 Gramm der Tinktur. Empfehlenswert sind der Arzneibuch-Pfefferminztee aus der Apotheke oder entsprechende Aufgussbeuteltees, die Sie auch im Reformhaus erhalten.

Teezubereitung: 30 g Kamillenblüten, 30 g Baldrianwurzel und 15 g Pfefferminze vermischen. 2 TL der Mischung mit 200 ml kochendem Wasser übergießen und 10 Minuten ziehen lassen, dann abseihen. Nach Bedarf 2–3 Tassen pro Tag trinken.

Pfefferminze wirkt krampflösend und verdauungsfördernd.

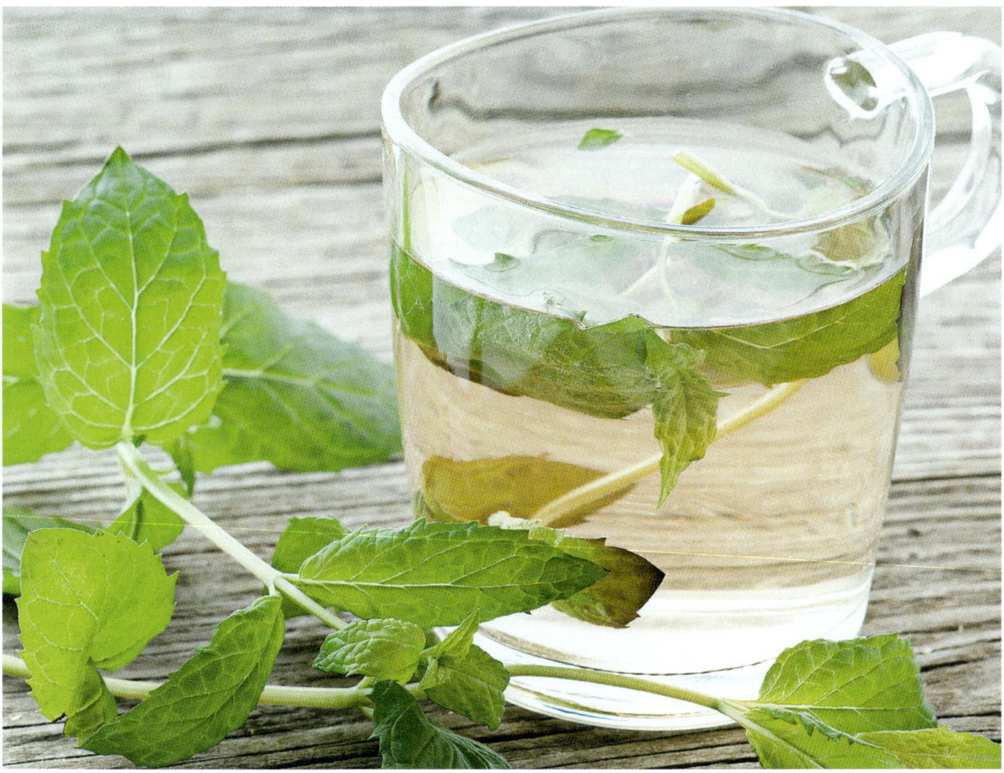

Pollen und Pollenextrakt

Pollen, also die männlichen Keimzellen der Blütenpflanzen, werden auch als Bienen- oder Blütenpollen bzw. Blütenstaub bezeichnet. Pollenextrakte werden häufig bei Potenz- und Libidostörungen des Mannes eingenommen, jedoch auch bei Appetitlosigkeit empfohlen.

!

Pollen haben einen kräftigen Eigengeschmack.

In der Regel handelt es sich um Mischpollen von etwa 20 bis 40 verschiedenen Blütenpollen. Der Blütenstaub wird von den Bienen gesammelt und von ihnen zu Pollenpaketen geformt. Diese werden mittels sogenannter Pollenfallen von den Insekten abgestreift und getrocknet. Sie können Pollen in Bioläden, Reformhäusern und Apotheken kaufen.

Anwendung: Pollen schmecken zum Müsli, auf Joghurt, verrührt mit Honig oder aufgelöst in einem Glas Milch oder Wasser. Üblich ist eine Tagesdosis von 30–40 g, Zubereitungen entsprechend.

Rotbuschtee

Rotbuschtee (Aspalathus linearis) oder Rooibostee wird in Südafrika volksheilkundlich gegen Magen- und Darmleiden eingesetzt. Rotbuschtee ist eine gute koffeinfreie Alternative zu koffeinhaltigen Tees oder zu Kaffee. Besser trinkt man jedoch die grüne, also nicht fermentierte Variante, da z. B. die Radikalfängerwirksamkeit bei grünem Rotbuschtee erheblich stärker ist als beim üblichen, fermentierten Tee.

Teezubereitung: 2 TL mit ¼ l kochendem Wasser übergießen und 5–10 Minuten ziehen lassen, dann abseihen. Auch nach längerem Ziehen wird er nicht bitter.

Salbei

Die Inhaltsstoffe des Salbeis (Salvia officinalis) töten Bakterien und Pilze ab. Verwendet werden die Blätter und die Blüten. Die Bitterstoffe des Salbeis werden in Form der Salbeitinktur (mit

Wasser verdünnt), als Salbeipresssaft oder -tees bei Verdauungsstörungen angewendet. Achten Sie darauf, dass die getrockneten Blätter beim Zerreiben noch riechen, ansonsten sind sie minderwertig oder zu lange gelagert. Haben die Tees eine gute Qualität und sind aromadicht versiegelt, reicht auch die halbe Gewichtsmenge für eine Tasse Tee.

!

Gegen Verdauungsbeschwerden.

Teezubereitung: 2 gehäufte TL getrocknete oder frische Salbeiblätter mit ¼ l kochendem Wasser übergießen und 10 Minuten ziehen lassen, dann abseihen. 2- bis 3-mal täglich 1 Tasse vor den Mahlzeiten trinken.

Sangre de Drago

Der Baum Sangre de Drago (Croton dracanoides, C. lechleri) hat einen Stammdurchmesser von 30 cm und ist bis zu 20 m hoch. Man findet ihn im Amazonas-Regenwald, aber auch an anderen geeigneten Regenwaldstandorten. Er gehört zur Familie der Wolfsmilchgewächse (Euphorbiaceae) und hat wie all diese Pflanzen einen sogenannten Milchsaft, der in diesem Falle rot gefärbt ist und für medizinische Zwecke verwendet wird. Der Milchsaft hat eine keimtötende und antientzündliche Wirkung und hilft bei Magengeschwüren. Grund dafür ist sein hoher Gehalt an Taspin, ein Alkaloid, das den Heilungsprozess innerer und äußerer Wunden beschleunigt.

!

Der Milchsaft hilft bei Magengeschwüren.

Zubereitung: 1 TL (ca. 5 ml) Harz in 1 Glas lauwarmes Wasser lösen. Am 1. Tag muss man 1, am 2. Tag 2, am 3. Tag 3 bis zum 20. Tag 20 Tropfen täglich nehmen, anschließend 15 Tage lang 20 Tropfen täglich und am 16. Tag 19 Tropfen usw. reduzierend bis auf einen Tropfen einnehmen. Nach dieser heilenden Kur sollte das Magengeschwür völlig ausgeheilt sein. Wenn dies nicht der Fall ist, dann können Sie nach 15-tägiger Pause die Prozedur wiederholen.

Schafgarbe

Schafgarbe (Achillea millefolum) ist ein Wildkraut, das volkstümlich auch Bauchwehkraut genannt wird und an Wegrändern und auf Wiesen wächst. Am besten verwendet man davon die Blüten, aus Kostengründen wird jedoch meist das ganze blühende Kraut ohne die Wurzeln genommen. Junge Blätter können Sie als Salat essen, ältere Blätter gehackt als Gewürz. Die Blätter enthalten ätherische Öle, Bitter- und Gerbstoffe sowie Glykoside. Um sie zu nutzen, verwendet man wässrige Zubereitungen wie Tee.

Bei Bauchbeschwerden trinkt man bis zu 5 Tassen Schafgarbentee pro Tag. Wenn Ihnen der Geschmack nicht zusagt, können Sie einen Teil der Schafgarbe durch Kamillenblüten ersetzen. Die Tagesdosis liegt bei etwa 4,5 Gramm Schafgarbenkraut pro Tag, 3 Teelöffel Frischpflanzenpresssaft oder 3 Gramm Schafgarbenblüten.

!

Junge Blätter der Schafgarbe können als Salat gegessen werden.

Teezubereitung: 2 TL der getrockneten Pflanze mit ¼ l kochendem Wasser übergießen, ca. 15 Minuten ziehen lassen, dann abseihen.

Süßholzwurzel

Der Extrakt des Süßholzes (Glycyrrhiza glabra) ist der sogenannte Bärendreck oder die Lakritze. Verwendet werden die Wurzeln und die Ausläufer der Pflanze. Die Süßholzwurzel enthält Flavonoide und Saponine, die eine schleimhautschützende und entzündungshemmende Wirkung besitzen. Diese Wirkstoffe kann man in Form von Süßholzsaft (Succus Liquiritiae), Tee oder Lakritze in Stangenform zu sich nehmen.

Der Süßholzsaft wird bei nicht blutenden Magengeschwüren verwendet. Aber Achtung: Die Einnahme sollte unter Aufsicht eines Arztes erfolgen. Insbesondere bei Bluthochdruck und bei eingeschränkter Herz- und Nierenfunktion darf der Saft nicht eingesetzt werden, ebenso maximal nicht länger als 4 bis 6 Wochen! Da Glycyrrhicin etwa 50-mal süßer als Rohrzucker schmeckt, dient es als natürlicher Süßstoff. Mehr als täglich 100 Milligramm sollten Sie aber nicht davon zu sich nehmen. Wenn keine andere Dosierung verordnet wurde, liegt die Dosis bei 5 bis 15 Gramm Süßholzwurzel oder entsprechend 200 bis 600 Milligramm Glycyrrhizin.

Teezubereitung: 1 TL fein zerkleinerte, getrocknete Süßholzwurzel mit 150 ml siedendem Wasser übergießen, 5 Minuten ziehen lassen, dann abseihen. 3-mal täglich 1 Tasse frisch bereiteten Tee nach den Mahlzeiten trinken.

!

Nur unter ärztlicher Aufsicht anwenden!

Tausendgüldenkraut

Das Tausendgüldenkraut (Centaurium erythracea), das im Volksmund auch Magen- oder Fieberkraut genannt wird, erntet man zur Blütezeit und verwendet alle oberirdischen Pflanzenteile. Wichtig ist, dass die getrocknete Arzneipflanze wenig Stängelanteile enthält, da diese einen geringeren Bitterstoffgehalt aufweisen als zur Wirkung erforderlich ist. Tausendgüldenkraut stärkt den Magen und wirkt appetitanregend. Allerdings erfolgt die Anwendung meist in Kombination mit anderen Bitterdrogen. Auch alkoholische bzw. eine weinige Zubereitung wird eingesetzt. Zu lange darf man das Tausendgüldenkraut nicht kochen, da die wirksamen Bitterstoffe hitzeempfindlich sind. Eine mittlere Tagesdosis von 6 Gramm wird angeraten. Der Extrakt entspricht einer Tagesdosis von 1 bis 2 Gramm. Sie erhalten das Kraut in Teemischungen und als Fertigarzneimittel. Empfehlenswert ist Apothekenware, da sie nach dem Arzneibuch geprüft sein muss.

Teezubereitung: 1–2 TL getrocknete Pflanzen mit ¼ l heißem Wasser übergießen. Für einen Kaltansatz 8–10 Stunden ziehen lassen, dann abseihen.

Thymian

Thymian (Thymus vulgaris = Echter Thymian und Thymus zygis = Spanischer Thymian) ist ein ausgezeichnetes Gewürz – nicht

!

Gegen Verdauungsstörungen und zur Appetitanregung.

nur in der mediterranen Küche: Auch als vielseitige Heilpflanze hilft er gegen zahlreiche Beschwerden. Aufgrund seines Gehalts an ätherischen Ölen und Bitterstoffen hat der Thymian eine günstige Wirkung auf die Verdauungsorgane. Es gibt kaum ein Einsatzgebiet, wo der Thymian nicht helfen könnte.

Seine größte Stärke liegt in seiner heilsamen Wirkung auf die Atmungsorgane, er wird aber auch bei Magen- und Darmbeschwerden eingesetzt. Hier wirken die Bitterstoffe und ätherischen Öle verdauungsfördernd und regen die Produktion von Verdauungssäften an.

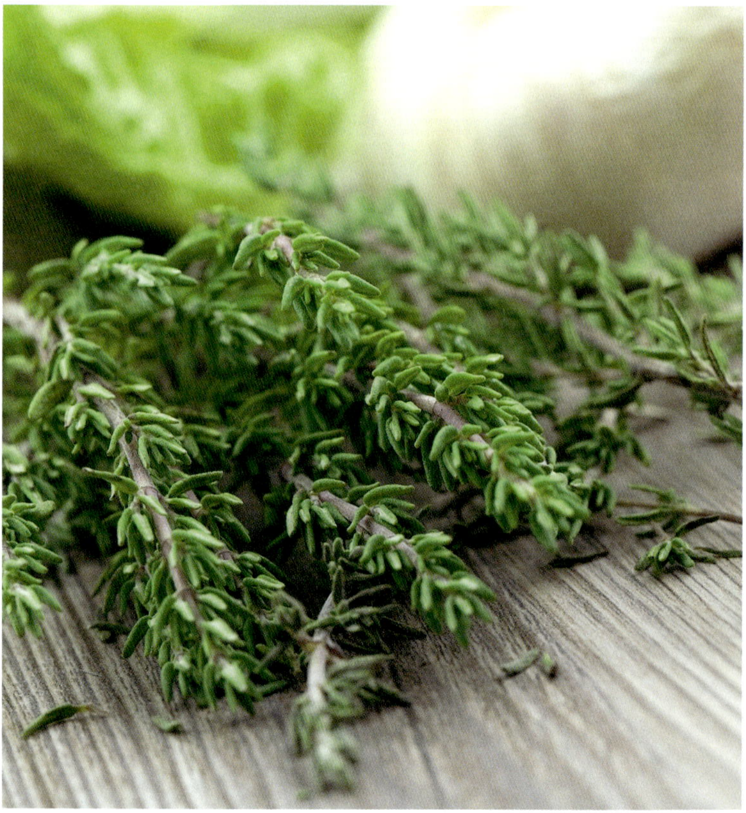

Thymian ist eine vielseitige Heilpflanze und hilft gegen zahlreiche Beschwerden.

Thymian kann in Form eines Teeaufgusses oder wirksamer als alkoholischer Fluidextrakt eingesetzt werden. Thymiankraut, -extrakt und -pulver sind auch in Tablettenform erhältlich. Bei schweren Leberschäden oder Schilddrüsenfunktionsstörungen sollten Sie bei Thymian zurückhaltend sein, da seine Inhaltsstoffe in hoher Dosierung und über längere Zeit angewendet diese Leiden verschlimmern können.

Teezubereitung: 1 gehäufter TL Thymiankraut mit ¼ l kochendem Wasser übergießen, 5 Minuten zugedeckt ziehen lassen, dann abseihen. Mit Honig gesüßt soll die Wirkung noch verstärkt werden.

!

Thymian hilft, fettreiche Speisen zu verdauen.

Wacholderbeeren

Wacholderbeeren (Juniperus communi), auch Krammets- oder Kranwittbeere, und das Wacholderbeeröl kommen in der Küchen zum Einsatz – z. B. bei Krautgerichten, wo sie Verdauung und Appetit fördern. Sie können entweder ganze Beeren, von denen Sie bis zu 10 Gramm pro Tag kauen, oder einen Tee zu sich nehmen. Für die Teezubereitung müssen Sie die frischen Beeren zerstoßen und zusammen mit Liebstöckelwurzel, Hauhechelwurzel, Süßholzwurzel und Birkenblättern zubereiten. Auch als Frischpflanzenpresssaft, als Wacholderextrakt und als ätherisches Öl, das man in Weichgelatinekapseln verpackt, sind sie hilfreich. Die Tagesdosis der getrockneten Wacholderbeeren liegt bei 2 Gramm bis maximal 10 Gramm, entsprechend 20 bis 100 Milligramm des ätherischen Öls. Vorsichtig sein müssen allerdings Personen mit Nierenleiden. Auch Schwangere sollten Wacholderbeeren in größeren Mengen, die über 150 Milligramm ätherisches Öl enthalten, nicht anwenden. Mehr als 120 Milligramm Wacholderöl pro Tag sollte man generell nicht einnehmen.

Teezubereitung: 1 TL getrocknete, zerdrückte Wacholderbeeren mit ¼ l kochendem Wasser übergießen. 10 Minuten zugedeckt ziehen lassen, dann abseihen.

!

Wacholderbeeren fördern die Verdauung und den Appetit.

Yamswurzel

Mexican Yam (Dioscorea spp.) – die mexikanische wilde Yamswurzel – ist eine Regenwaldpflanze, die außerhalb ihres angestammten Lebensraumes nicht blüht. Sie lindert nicht nur die klassischen Wechseljahrsbeschwerden und hält den Alterungsprozess auf, sondern stärkt auch die Knochen. Da sie als Verjüngungspflanze gilt, bekommt man die Yamswurzel auch bei uns. Manche Apotheken, die der alternativen Medizin gegenüber aufgeschlossen sind, bieten sogar Cremes an. Ansonsten können Sie Yamswurzel im Internet bestellen.

!

Gegen Reizdarm und Koliken.

Auf den Magen wirkt Mexican Yam entspannend und krampflösend und hilft so bei Reizdarm und Koliken.

Teezubereitung: 1 getrocknete Wurzel mit 750 ml kaltem Wasser übergießen und 20–30 Minuten kochen, bis die Flüssigkeit auf 500 ml reduziert ist. Seihen Sie anschließend den Satz ab. Trinken Sie 2-mal täglich ½ Tasse.

Zitronengras

Hierba Luisa, besser bekannt als Zitronengras (Cymbopogon citratus), ist ein mehrjähriges, ungefähr 2 Meter hohes tropisches Gras mit knolliger Wurzel. Man setzt es zur Verbesserung der Verdauung ein. Aus den Gräsern kocht man einen Tee, der ca. ¼ Stunde ziehen sollte, um ein intensives Aroma zu bekommen. Zitronengras kann man auch als Gewürz verwenden.

Zitronengras ist speziell in der traditionellen indischen Medizin seit Langem beliebt und bekannt. Entsprechend können Sie es in indischen oder asiatischen Läden sowie im Internet kaufen.

Teezubereitung: 1 TL mit 150 l kochendem Wasser übergießen, 5 Minuten ziehen lassen, dann abseihen. Während oder nach der Mahlzeit trinken.

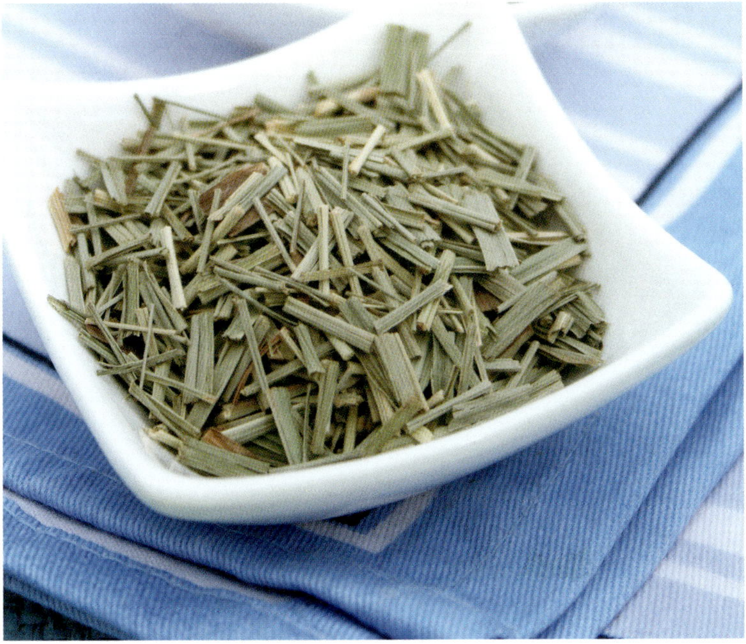

Zitronengrastee dient der Verbesserung der Verdauung.

Zitronen-Verbene

Von der Zitronen-Verbene (Aloysia citriodora), volkstümlich Aloysie oder französisch Vervaine odorante, werden die getrockneten Blätter verwendet. Sie hilft bei Verdauungs- und Schlafstörungen, sollte jedoch nur in Maßen genossen werden, da sie sonst Verdauungsschwierigkeiten auslösen kann.

Das Kraut riecht deutlich nach Zitrone oder Melisse und wird gerne anderen Tees zur Geschmacksverbesserung zugesetzt. Bei uns erhält man sie als Monotee nur selten, in der Regel in Mischungen mit anderen Kräutern in Apotheken, Reformhäusern und guten Teegeschäften. Dort finden Sie zum Beispiel Mischungen mit Grüntee, Melisse oder Rotbusch.

Teezubereitung: Frisch gepflückte Blätter in heißes Wasser legen, ½ Std. ziehen lassen, dann abseihen.

ANHANG

Adressen

Gastro-Liga e. V.
Deutsche Gesellschaft zur Bekämpfung der Krankheiten von Magen, Darm und Leber sowie von Störungen des Stoffwechsels und der Ernährung
Friedrich-List-Straße 13
35398 Gießen
Tel.: 0641 97481-0
www.gastro-liga.de

Deutsche Reizdarmselbsthilfe e. V.
Mörikeweg 2
31303 Burgdorf
Tel.: 01805 896106
www.reizdarmselbsthilfe.de

Deutsche Gesellschaft für mukosale Immunologie und Mikrobiom
Fruwirthstraße 12
70599 Stuttgart
www.probiotika-info.de

Oro Verde s r.o. GmbH
Petrohradská 7a
CZ-101 00 Praha 10
Tel.: 420777 6151425
www.oroverde.cz
Bei Oro Verde können Sie Chancapiedra, Sangre de Drago und Annatto beziehen.

Register

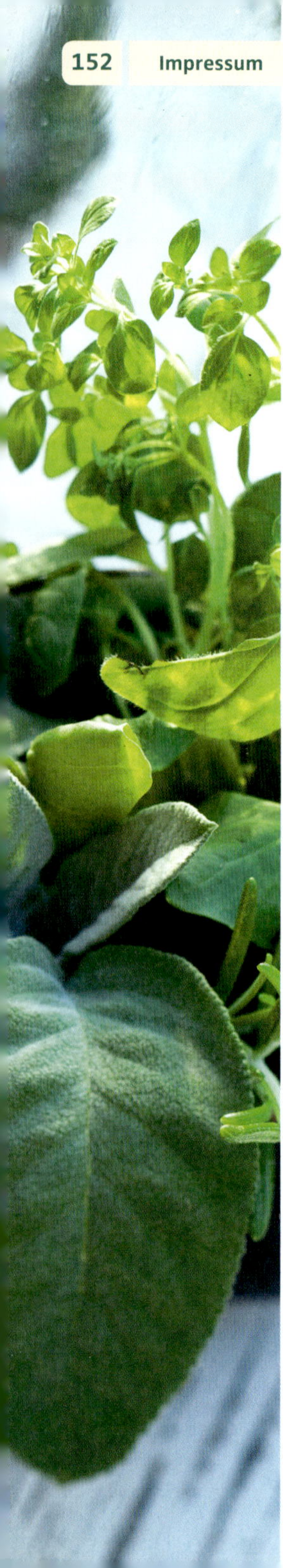

Bibliografische Information der Deutschen Nationalbibliothek
Die Deutsche Nationalbibliothek verzeichnet diese Publikation in der deutschen Nationalbibliografie; detaillierte bibliografische Daten sind im Internet über http://dnb.ddb.de/ abrufbar.

ISBN 978-3-89993-618-6 (Print)
ISBN 978-3-8426-8358-7 (PDF)

Fotos:
Umschlag: Titelfoto: Inmagine; vordere Umschlagklappe (innen): Angela Luchianiuc – 123rf.com; hintere Umschlagklappe (innen): Iuliia Raikhel – 123rf.com; hintere Umschlagklappe (außen): Mark Herreid – 123rf.com
Fotolia.com: victoria p.: 1; tomas24: 39; E. Zacherl: 55; Thorsten Schier. 66; Andreja Donko: 68; Martina Berg: 78; Yuri Arcurs: 83; ISO K° - photography: 88; eyewave: 91; cheitt: 95; Eva Gruendemann: 117; petrabarz: 118/119; Andre B.: 133; Robert Rouillard: 137; Ibysse: 140; HLPhoto: 141; Cogipix: 146; sil007: 149; fredredhat: 152
iStockphoto.com: Elena Elisseeva: 4, 64; Jacek Chabraszewski: 6/7; Floortje: 21, 51; Christopher Elwell: 53; Carmen Martínez Banús: 57; Dulezidar: 76; Heike Kampe: 80; matka_Wariatka: 98; CGissemann: 111; Magdalena Kucova: 121; Dirkr: 124
123rf.com: Elena Elisseeva: 2/3, 36/37, 41; Cathy Yeulet: 15; Kati Molin: 22; Antonio Munoz Palomares: 26; Lilyana Vynogradova: 29, 33; Liv Friis-larsen: 42; Kubais: 44; Corinna Gissemann: 46; Jirkaejc: 59; Mikhail Puhacheu: 72; Alexander Drogaytsev: 103; Heinz Leitner: 108, 139; Chris Elwell: 122; Ron Sumners: 127; Monika Adamczyk: 130, 132, 135
Luitgard Kellner: 9

Hans-Böckler-Allee 7, 30173 Hannover
www.schluetersche.de

Eine Liste der verwendeten Quellen kann beim Verlag angefordert werden.

Lektorat: Dagmar Fernholz, Köln
Layout: Groothuis, Lohfert, Consorten, Hamburg
Covergestaltung: Kerker + Baum Büro für Gestaltung, Hannover
Satz: Die Feder Konzeption vor dem Druck GmbH, Wetzlar
Druck und Bindung: Grafisches Centrum Cuno GmbH & Co. KG, Calbe
Hergestellt in Deutschland.